U0218570

西安交通大学人口与发展研究所·学术文库

人口死亡水平研究

RESEARCH ON
CHINA'S MORTALITY LEVEL

姜全保　梅　丽　王丽娜　刘雪昭　著

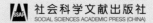
社会科学文献出版社
SOCIAL SCIENCES ACADEMIC PRESS (CHINA)

本书为国家社科基金重大项目"人口普查质量评估理论创新研究"（15ZDB136）阶段性成果

本书出版得到"西安交通大学人文社会科学学术著作出版基金"和"中央高校基本科研业务费专项资金"资助（Supported by "the Fundamental Research Funds for the Central Universities"）

总　序

西安交通大学人口与发展研究所一直致力于社会性别歧视与弱势群体问题的研究，在儿童、妇女、老年人、失地农民、城乡流动人口和城镇困难企业职工等弱势群体的保护和发展领域进行了深入研究。研究所注重国内外的学术交流与合作，已承担并成功完成了多项国家级、省部级重大科研项目及国际合作项目，在弱势群体、人口与社会发展战略、公共政策研究等领域积累了丰富的理论与实践经验。

研究所拥有广泛的国际合作，与美国斯坦福大学人口与资源研究所、杜克大学、加州大学尔湾分校、南加州大学、加拿大维多利亚大学、圣塔菲研究所等国际知名大学和研究机构建立了长期的学术合作与交流，形成了研究人员互访和合作课题研究等机制；同时，研究所多次受到联合国人口基金会、联合国儿童基金会、联合国粮农组织、世界卫生组织、国际计划、美国NIH基金会、美国福特基金会、麦克阿瑟基金会等国际组织的资助，合作研究了多项有关中国弱势群体问题的科研项目。国际合作使研究所拥有了相关学术领域的国际对话能力，扩大了国际影响力。

研究所注重与国内各级政府部门的合作，已形成了与国家、地方各级政府的合作研究网络，为研究的开展及研究成果的扩散与推广提供了有利条件和保障。研究所多次参与有关中国弱势群体、国家和省区人口与发展战略等重大社会问题的研究，在国家有关政府部门、国际机构的支持下，在计划生育和生殖健康、女童生活环境等领域系统地开展了有关弱势群体问题的研究，并将研究结果应用于实践，进行了社区干预与传播扩散。自 1989 年以来，研究所建立了 6 个社会实验基地，包括"全国 39 个县建设新型婚育文化社区实验网络"（1998 ~ 2000 年，国家人口和计划生育委员会）、"巢湖改善女孩生活环境实验区"（2000 ~ 2003 年，美国福特基金会、国家人口和计划生育委员会）、"社会性别引入生殖健康的实验和推广"（2003 年至今，美国福特基金会、联合国人口基金会和国家人口与计划生育委员会）等。其中，"巢湖改善女孩生活环境实验区"在国内外产生了重要影响，引起了国家和社会各界对男孩偏好问题的重视，直接推动了全国"关爱女孩行动"的开展。

近年来，研究所开始致力于人口与社会可持续发展问题的理论、方法、政策和实践的系统研究，尤其关注以社会性别和社会弱势人群的保护与发展为核心的交叉领域。作为国家"985 工程"二期"人口与经济社会可持续发展政策与管理创新"研究基地的重要组成部分，研究所目前的主要研究领域包括：人口与社会复杂系统的一般理论、分析方法与应用研究——探索人口与社会复杂系统的理论和方法、分析人口与社会复杂系统的一般特征及结构，建立人口与社会复杂系统模型，深入分析社会发展过程中出现的重大人口与社会问题并为其提供理论和方法指导；人口与社会政策创新的一般理论、分析方法与应用研究——分析人口与社会政策创新的理论内涵与模式，人口与社会政策创新的政策环境、条件、机制、过程与应用，建立人口与社会政策创新评估体系；转型期面向弱势群体保护与发展的社会政策创新研究、评价与实践——以多学科交叉的研究方法，研究农村流动人口在城镇社会的融合过程，分析农民工观念与行为的演变及其影响机制，研究农村流动人口与社会后果，探索促进农民工社会融合的途径，探讨适合中国国情的城市化道路；国家人口与社会可持续发展决策支持系统的研究与应用——在人口与社会复杂系统和人口与社会政策创新研究的基础上，结合弱势群体研究所得到的结果，面向国家战略需求，从应用角度建立人口与社会可持续发展决策支持系统，并形成相应的数据库、模型库、知识库和方法库，解决人口与社会可持续发展过程中的重大战略问题。

　　中国社会正处于人口与社会的急剧转型期，性别歧视、城乡社会发展不平衡、弱势群体生活困难等问题日益凸显，社会潜在危机不断增大，影响并制约着人口与社会的可持续发展。西安交通大学人口与发展研究所的研究成果有利于解决中国社会面临的以社会性别和弱势群体保护与发展为核心的人口与社会问题。本学术文库将陆续推出其学术研究成果，以飨读者。

目　　录

第一章　绪论

死亡水平和人口预期寿命既是社会和经济发展的重要指标，也是衡量人类健康水平的重要指标。随着社会经济的发展，中国死亡水平和人口预期寿命发生了巨大变化。民国时期的数据显示（1929~1931年）农村人口的平均寿命低于35岁（许仕廉，1960）。20世纪50年代初期，随着经济状况好转，人民生活趋于安定，中国人口预期寿命延长至50岁左右，20世纪80年代初期人口预期寿命延长至65岁左右，到1990年人口预期寿命达到67.90岁，而2000年人口预期寿命已经超过71岁（黄荣清等，2008）。2010年，中国进行了第六次人口普查。根据人口普查数据计算的人口预期寿命为77.95岁，男性人口预期寿命为75.65岁，女性人口预期寿命为80.49岁，但是考虑到漏报，人口预期寿命调整为74.83岁（崔红艳等，2013）。

在中国，用于死亡研究的数据主要来源于普查数据和抽样调查数据。自1982年起，中国人口普查开始搜集死亡数据信息。由于死亡数据是回顾性信息，可能存在漏报和误报，所以关于死亡数据的质量一直存在较大争议。学者们在死亡数据、死亡水平、死亡模式及变化趋势等方面做了大量的研究。

一　死亡数据和水平

中国在1982年、1990年、2000年、2010年和2020年人口普查中收集了死亡信息。学者普遍认为人口普查的死亡数据中存在漏报，其中比较严重的是婴幼儿和老年人的死亡漏报，由此导致人口普查数据中粗死亡率、婴儿死亡率、5 岁以下儿童死亡率和老年人口的死亡率偏低，人口预期寿命偏高。系统性梳理普查数据的死亡信息既是对过去数据的总结，也是为未来判断人口普查数据中死亡数据的质量提供基础。

由于死亡是小概率事件，在样本量较小的情况下观测到的死亡水平易受到抽样误差的影响，结果可能偏离实际值。中国人口数量庞大，但是对于特定人口死亡水平的计算，例如某区域或者某年龄段人口，样本量较少可能会使结果偏离正常范围。近年来，死亡研究中有关样本量的问题逐渐引起了学界的关注（黄荣清，2000a；黄荣清，2006；周恒彤、郑可可，2006）。在实际普查中多采用分层、多阶段、整群抽样方法，复杂抽样由于需要设计效应系数（design effect factor），计算过程稍微复杂（Cochran，1977；周恒彤、郑可可，2006），但通过基本的置信水平、相对误差与样本量之间的关系，可以粗略估计样本量大小。小区域人口的样本量，存在没有观测到婴儿死亡发生的情况（黄荣清、曾宪新，2013），可以具体考察在一定的人口数量和死亡概率下，观测不到死亡人口的概率。对于死亡这样的稀有事件，可以采用逆抽样方法，在一定的置信水平和相对误差情况下，测算需要观测到的案例数（Haldane，1945；Cochran，1977），进而估计需要调查的样本量。对出现的一定观测数和死亡案例数据，可以计算在一定的置信水平上的最大可能死亡概率。

婴儿死亡率存在漏报。学者认为历次人口普查和人口抽样调查显示的婴儿死亡率偏低，经过估计对其进行向上调整（蒋正华，1984；李树苗，1994；黄荣清、曾宪新，2013；王金营、戈艳霞，2013）。人口普查数据显示 2010 年婴儿死亡率低于 4‰，应该存在较大幅度的漏报。卫生部门监测数据显示 2010 年婴儿死亡率为 13.10‰（中华人民共和国卫生部，2011），该数据也可能存在问题（黄荣清、曾宪新，2013；王金营、戈艳霞，2013）。评估婴儿死亡率的方法较多，例如使用模型生命表修正婴儿死亡率，或者使用 Brass 的 Logit 生命表系统方法修正婴儿死亡率（王金营、戈艳霞，2013；赵梦晗、杨凡，2013），还可以采用社会经济发展变量与婴儿死亡率的关系估计婴儿死亡率（黄荣清，2005；黄润龙，2016），或者使用数学和统计学模型来研究婴儿死亡率（李鸿斌，2013）。目前二维死亡模型（Wilmoth et al.，2012；张震等，2017）和三参数死亡模型（Li et al.，2013）通过比较不同年龄组死亡率之间的关系来研究婴儿死亡率，也得到了部分应用。

间接估计方法被用于评估和修正中国的死亡数据。比较常用的间接估计方法包括成人死亡率 Brass 增长平衡方程估计方法（Brass，1975）、Preston-Coale 成人死亡率估计方法（Preston et al.，1980）、Preston-Hill 一代人生存率估计方法（Preston and Hill，1980；Hill，1987）、Bennett-Horiuchi 非稳定人口估计方法（Bennett and Horiuchi，1981）等。黄润龙（1992）采用四种间接方法估计了 1982 年和 1990 年人口普查数据中江苏人口死亡情况。翟德华（2003）使用 Brass 增长平衡方程估计方法、Bennett-Horiuchi 非稳定人口估计方法、Preston-Hill 一代人生存率估计方法估计了 2000 年人口普查中死亡漏报情况和死亡率水平。舒星宇等（2014）利用 Brass 增长平衡方程估计方法对 2010 年人口普查数据中全国、各省、分性别的成人死亡率进行了调整。因此，有必要系统使用各种间接估计方法，对历次人口普查死亡数据质量进行估计，以深入理解中国死亡数据中存在的问题。

二 死亡模式

中国的粗死亡率、婴幼儿死亡率和人口预期寿命等指标存在区域差异。以 2010 年数据为例，部分发达地区如北京和上海的人口预期寿命已超过 80 岁，而部分西部地区如西藏和青海人口预期寿命还不到 75 岁。中国人口预期寿命和健康预期寿命较高的是上海、北京、天津、浙江、江苏和广东等发达省份，较低的是西藏、青海、贵州、新疆和云南等西部省份（周脉耕等，2016）。有必要使用主要的死亡水平指标，例如粗死亡率、婴儿死亡率、5 岁以下儿童死亡率和人口预期寿命，分析死亡水平的区域差异。

全年龄人口死亡模型可以对数据进行平滑和修正，也可以进行多种模型之间的比较，是了解死亡率的重要工具。通过实际数据估算或者以模拟的方式建立全年龄人口死亡模型，例如 Gompertz 模型、Gompertz-Makeham 模型、Weibull 模型、Logistic 模型、Heligman-Pollard 模型（Gompertz，1825；Makeham，1860；Perks，1932；Weibull and Sweden，1951；Heligman and Pollard，1980；Bongaarts，2005），可以从多种统计模型中，比较不同形式下死亡模型的优缺点，选出适合中国的死亡模型，用于死亡数据的平滑或者修正。

老年人口的死亡数据因为受到瞒报、漏报和年龄误报等情况影响，因此建模更加复杂。Thatcher et al.（1998）使用 Gompertz 模型、Weibull 模型、Quadratic 模型、Logistic 模型和 Kannisto 模型拟合了 13 个国家 80~120 岁高龄老年人口死亡率，发现 Kannisto 模型拟合效果最好。曾毅和金沃泊（2004）使用 Gompertz 模型、Weibull 模型、Quadratic 模型、Heligman-Pollard 模型、Logistic 模型和 Kannisto 模型对我国 1990 年 80~96 岁年龄组死亡率进行估计，发现 Kannisto 模型对我国高龄老年人口死亡率的拟合效果比较好。

三 死亡水平变化及趋势

当前对于中国人口预期寿命的研究，主要探讨的是人口预期寿命的水平，缺少对于人口预期寿命方差的讨论。Chiang（1984）提出在生命表中使用 Delta 方法推导人口预期寿命的方差公式，当样本量较小时，Chiang（1984）的人口预期寿命的估计仍符合正态分布（Toson and Baker，2003；Eayres and Williams，2004；Scherbov and Ediev，2012）。但是 Chiang（1984）人口预期寿命的样本方差没有考虑到最高年龄组死亡率方差的贡献（Eayres and Williams，2004；Lo et al.，2016），因此，使用 1982 年、1990 年、2000 年和 2010 年人口普查数据分析人口预期寿命的方差及其变化是很有必要的。

粗死亡率作为死亡统计的一个重要指标，其变化既受到死亡率下降的影响，也受到年龄结构的影响。使用 1982 年、1990 年、2000 年和 2010 年人口普查数据，对全国、城市、城镇及农村粗死亡率变化进行分解；比较城市、城镇、农村之间粗死亡率变化并进行分解；分析不同年龄阶段对于粗死亡率变化的影响；分析区域差异等；这些都有助于了解中国粗死亡率的变化趋势。

　　不同年龄人口的死亡率下降对人口期望寿命变化的影响不同。1840～2000年，人类最高预期寿命从45岁增长到85岁（Oeppen and Vaupel，2002），这一增长趋势至今没有减缓的迹象。根据修正的死亡概率数据，得到1990年我国男性人口预期寿命为67.33岁，女性人口预期寿命为71.70岁；2010年男性人口预期寿命为71.58岁，女性人口预期寿命为78.26岁（王金营，2013）。为了分析预期寿命的变化，学界提出了很多方法分解人口预期寿命的变化及其潜在因素（Keyfitz，1977，1985；Pollard，1982，1988；Arriaga，1984；Vaupel，1986；Hill，1993；Andreev et al.，2002；Vaupel and Canudas-Romo，2003）。香港数据表明，1971～1999年人口预期寿命的变化，50岁以前死亡率变化对人口预期寿命变化的贡献逐渐下降，而50岁以后死亡率变化的贡献逐渐增大，年龄越高，贡献越大（王建平、涂肇庆，2003）。使用1982年、1990年、2000年和2010年人口普查数据，通过分解方法，可以看出不同年龄组死亡水平变化对中国人口预期寿命变化的影响。

　　预测未来人口预期寿命，不仅可以用于矫正死亡数据和死亡水平，也为制定相关政策如社会养老保险政策等提供依据。Oeppen and Vaupel（2002）观测到的国家最高人口预期寿命几乎呈线性增长，平均每年提高0.25岁。然而，United Nations（2005）在2004年预测得到美国女性人口预期寿命在未来50年间每年将增长0.11岁，而Bongaarts（2006）认为在未来半个世纪人口预期寿命会增长7.5岁，即平均每年会增长0.15岁。Lee and Carter（1992）创造了Lee-Carter死亡预测方法，Li et al.（2004）给出了有限数据下的方法改进，韩猛和王晓军（2010）、王晓军和任文东（2012）在此基础上又给出了双随机模型。针对2010年人口普查数据婴儿死亡率偏低的情况，使用过去基本可靠的数据进行预测，不但能够矫正数据，还有助于了解未来死亡水平和人口预期寿命。

四　本书结构

　　本书研究中国人口的死亡水平和死亡模式问题，具体结构及内容如下。

第一章，绪论。主要介绍中国的死亡数据和水平、死亡模式、死亡水平变化及趋势，并给出本书结构。

第二章，死亡数据评估和调整。主要介绍死亡数据的搜集，数据质量分析，尤其是对婴幼儿死亡率和人口预期寿命进行调整，评估死亡数据质量。

第三章，死亡水平与样本量。主要介绍在一定的置信水平和相对误差情况下，计算调查的样本量的大小；使用逆抽样方法计算需要调查的死亡人数及样本量大小；在有限样本下观测到一定死亡数量的概率；在一定置信水平上对某一样本和观测到的死亡数量进行计算得到最大可能死亡概率。

第四章，婴儿死亡率估计。基于二维死亡模型和三参数死亡模型方法，通过回归分析得到较高年龄组的死亡率与婴儿死亡率的关系，调整婴儿死亡率。

第五章，死亡水平的间接估计。通过 Brass 增长平衡方程估计方法、Preston-Coale 成人死亡率估计方法、Preston-Hill 一代人生存率估计方法，Bennett-Horiuchi 非稳定人口估计方法等多种间接估计方法，评估死亡数据质量和死亡水平。

第六章，死亡指标的区域差异。借助地理信息系统，分析粗死亡率、婴儿死亡率、5 岁以下儿童死亡率和人口预期寿命等指标的区域差异。

第七章，全年龄人口死亡模型。使用多种统计模型的累积分布函数拟合人口死亡概率，比较不同形式下死亡模型的优缺点，并选出适合中国的死亡模型。

第八章，老年人口死亡模型。使用适用于老龄阶段的死亡模型，如 Gompertz-Makeham 模型、Weibull 模型、Generalized Extreme Value 模型、Logistic 模型、Inverse Gaussian 模型、Log-logistic 模型、Log-normal 模型、Gompertz 模型、Exponential 模型和 Gamma 模型，拟合老年人口累计死亡概率，通过比较选择出适合中国 65～100 岁老年人口的死亡模型。

第九章，死亡水平的区间估计。计算死亡率、死亡概率、存活概率的样本方差和调整的 Chiang（1984）预期寿命方差，使用 1982 年、1990 年、2000 年和 2010 年全国人口普查数据，计算中国人口死亡水平的方差及 95% 置信区间变化情况。

第十章，粗死亡率变化的分解。把粗死亡率变化分解为年龄别死亡率变化和年龄结构变化两个因素。分析 1982 年到 2010 年年龄结构和年龄别死亡率变化对粗死亡率变化的贡献；研究这两个因素的变化对粗死亡率变化影响的区域差异；根据分解结果对未来粗死亡率进行预测，判断未来粗死亡率的变化趋势。

第十一章，人口预期寿命的分解。把人口预期寿命的变化分解为直接因素、间接因素和交互因素。根据 1982 年、1990 年、2000 年和 2010 年全国人口普查数据，使用 Arriaga 方法对人口预期寿命的差异进行分解，分析年龄别死亡率的差异对于人口预期寿命差异的影响。

第十二章，死亡水平的预测。使用基于有限离散数据的 Lee-Carter 预测方法和 1982 年、1990 年、2000 年和 2010 年全国人口普查数据，预测死亡水平和预期寿命，并分析未来死亡水平变化趋势。

第二章　死亡数据评估和调整

一　死亡数据的收集

　　研究中国人口死亡遇到的第一个难题是收集死亡数据。世界各国比较通用的收集死亡数据的方法是利用国家的民事登记制度，从人口登记系统收集死亡信息等记录，得到动态连续性数据（任强等，2004）。发达国家建立了比较完备的人口登记与统计制度，可通过登记信息获得完整的人口死亡资料（黄荣清，2000b）。中国也存在较为完备的民事登记体系，如国家卫生健康委员会的全员人口系统和人口死亡登记系统（负责开具和收集死亡医学证明信息），公安部的户籍系统包括户口注销系统，民政部的丧葬信息系统。中国人口普查中死亡数据是通过调查进行收集的，通常是依靠被调查人的记忆，间接地对死者信息做出回答，因此数据存在漏报和死亡时年龄的误报，计算得到的死亡水平会偏低。

　　中国人口死亡数据信息的主要来源是国家卫生健康委员会和国家统计局。国家卫生健康委员会数据源于每年各地区的死亡人口定点观察和登记数据，国家统计局数据源于人口普查和历年人口变动情况抽样调查数据。国家卫生健康委员会调查的是每年1月1日到12月31日的年度死亡人数，而国家统计局普查数据和抽样调查数据统计的是每年11月1日之前一年之内的死亡人口数据。国家卫生健康委员会在各地卫生机构登记的前提下，抽取一定的样本进行定点调查；普查数据由专业统计人员进行调查。《中国统计年鉴》公布的粗死亡率，

除个别年份外，大部分年份高于《中国人口与就业统计年鉴》公布的
历年人口抽样调查计算的粗死亡率（见表 2－1）。

表 2－1　国家统计局通过不同途径公布的粗死亡率

单位：‰

年份	中国统计年鉴	中国人口普查资料	中国人口与就业统计年鉴
1978	6.25		
1980	6.34		
1981	6.36		
1982	6.60	6.30	
1983	6.90		
1984	6.82		
1985	6.78		
1986	6.86		5.51
1987	6.72		
1988	6.64		
1989	6.54		6.24
1990	6.67	6.28	
1991	6.70		
1992	6.64		
1993	6.64		
1994	6.49		6.50
1995	6.57		
1996	6.56		6.58
1997	6.51		6.35
1998	6.50		6.26
1999	6.46		6.16
2000	6.45	5.92	5.92
2001	6.43		5.88
2002	6.41		6.22
2003	6.40		6.05
2004	6.42		5.90

年份	中国统计年鉴	中国人口普查资料	中国人口与就业统计年鉴
2005	6.51		6.00
2006	6.81		5.36
2007	6.93		5.64
2008	7.06		5.75
2009	7.08		5.42
2010	7.11	5.58	5.58
2011	7.14		5.84
2012	7.15		5.89
2013	7.16		5.89
2014	7.16		6.05
2015	7.11		4.84
2016	7.09		5.35
2017	7.11		5.09
2018	7.13		5.87
2019	7.14		6.11

数据来源：历年《中国统计年鉴》、《中国人口普查资料》和《中国人口与就业统计年鉴》。

二 死亡数据质量分析

死亡研究受到登记的人口数据质量的影响。国家统计局公布的1990年、2000年和2010年人口普查数据中既存在漏报又存在重复申报现象。对于1990年人口普查数据，学者们普遍认为其数据质量相对可靠（张为民、崔红艳，1993），但使用2000年人口普查数据评价1990年人口普查数据时，发现1990年数据也存在漏报情况（周皓，2003），进一步研究证明，1990年人口普查数据漏报主要集中于婴幼儿阶段（孙福滨等，1993；翟振武，1993；李树茁，1994）。2000年人口普查面临社会环境变化、人口流动性增大等诸多因素的挑战（张为民，2001；于学军，2002），但普查是成功的（Walfish，2001；张为民，2001），普查漏报率为1.81%（国家统计局人口和社会科技统计司，2002），漏报主要集中在低年龄阶段和老龄阶段（Gu et al.，

2016；翟德华，2003；张为民、崔红艳，2003；任强等，2004）。2010年人口普查，0~9岁低龄人口中主要是漏报，20~45岁人口中既有重报也有漏报（崔红艳等，2013；张广宇、顾宝昌，2018）。

对于死亡数据，中国1982年、1990年、2000年、2010年人口普查都搜集了死亡数据。1982年人口普查的数据质量较好，可以直接用于死亡研究（蒋正华等，1984）。1990年、2000年和2010年人口普查中的死亡数据存在一定程度的漏报。

影响人口普查中死亡数据质量的问题主要可以分为两类。第一类为死亡漏报，这类问题在婴幼儿和老年阶段均有出现，其出现的主要原因之一在于数据收集方法，人口普查中死亡数据的收集主要是通过回顾性的调查，受访者在接受调查时往往由于自身感情问题不愿提及。造成死亡漏报的另一个主要原因是存在大量的流动人口以及死亡人口和常住人口统计规定（黄荣清，2005）。第二类是年龄误报问题，此类问题主要存在老龄人口中，中国人一般会高报家中老年人的年龄以示老人的健康长寿，另外老人一般喜欢采用"虚岁"，即"名义年龄"而非"实足年龄"来记录岁数，因此相比"实足年龄"将出生时记为0岁的方法，"名义年龄"的记录普遍高出1岁，这种年龄整体向上的偏差导致普查数据中老年人口死亡率往往低于实际水平（Preston et al.，1999）。

对1990年人口普查死亡数据的分析显示，1989年粗死亡率为5.78‰，而1989年7月1日到1990年6月30日的粗死亡率为6.24‰，两者相差了0.46个千分点，一个可能的解释就是1989年死亡漏报率高于1990年死亡漏报率，即离普查时点远的死亡漏报率高于离普查时点近的死亡漏报率，这可能是因为人口普查采用的回顾性调查造成了申报和登记误差（孙福滨等，1993；李树苗，1994；李南、孙福滨，1996）。李南和孙福滨（1996）的研究也证实了这种漏报规律，他们估计1990年婴儿死亡漏报率为43.14%，距普查时间点越远漏报程度越大；1989上半年0岁死亡漏报率为51.05%、1989下半年为34.60%。孙福滨等（1993）测算了1990年人口普查婴儿死亡漏报水平，数据显示1989年和1989年下半年至1990年上半年男婴死

亡漏报率分别为43.44%和30.61%，女婴死亡漏报率分别为44.85%
和30.22%；5岁以下男童死亡漏报率分别为33.76%和27.44%，5
岁以下女童死亡漏报率分别为35.02%和26.05%。李树苗（1994）计
算了1989年上半年、1989年下半年和1990年上半年全国死亡漏报率，
发现男婴死亡漏报率分别为39.77%、30.01%和13.85%，女婴死亡漏
报率分别为42.25%、30.34%和12.72%；5岁以下男童死亡漏报率
分别为33.65%、26.06%和21.38%，5岁以下女童死亡漏报率分别
为48.59%、38.74%和34.04%。

2000年人口普查死亡数据整体漏报率在8%~30%，漏报主要集
中在低龄阶段和老龄阶段（翟德华，2003；张为民、崔红艳，2003；
任强等，2004）。翟德华（2003）利用Brass增长平衡方程估计方法
估计死亡漏报率为26.24%，利用Bennett-Horiuchi非稳定人口估计方
法估计死亡漏报率为15.00%，利用Preston-Hill一代人生存率估计方
法估计死亡漏报率为30.00%。张为民和崔红艳（2003）估计2000年
人口普查死亡漏报率约为8.00%。

2010年人口普查数据低龄阶段死亡存在较为严重的漏报，老龄
阶段的死亡也存在漏报，但漏报程度较轻（王琳等，2011；崔红艳
等，2013；王金营、戈艳霞，2013；李成等，2018）。崔红艳等
（2013）发现死亡人口漏报率超过20%；李成等（2018）使用发展中
国家死亡数据库（Developing Countries Mortality Database，DCMD）模
型生命表系统发现，男婴死亡漏报率约为77.30%，女婴死亡漏报率
约为75.50%；男性幼儿死亡漏报率为11.00%，女性幼儿死亡漏报
率为8.00%；男性老年人口死亡漏报率为2.30%，女性老年人口死
亡漏报率为7.00%。王金营和戈艳霞（2013）通过年龄移算方法得
出2010年低龄阶段人口死亡漏报率超过60%，男性婴幼儿死亡漏报
更为严重，老年人口的死亡漏报率平均在5%以上。王琳等（2011）
使用全国疾病监测系统2009年数据分年龄、分性别和分地区进行死亡
漏报率估计，得出全国死亡漏报率是17.44%，0~4岁婴幼儿死亡漏报率
为34.95%，其中0~4岁女婴幼儿死亡漏报率为39.36%，0~4岁男
婴幼儿死亡漏报率为31.93%。

三 婴儿死亡率的调整

对于 1982 年人口普查的婴儿死亡率，学者们估算得到的婴儿死亡率在 33‰～44‰，女婴死亡率低于男婴死亡率（蒋正华等，1984；周有尚等，1989；顾江等，1991；黄荣清，1994；任强等，2004）。蒋正华等（1984）提出自修正迭代算法，估计男婴死亡率为 35.56‰，女婴死亡率为 33.72‰。黄荣清（1994）计算得到 1982 年男婴死亡率为 38.63‰，女婴死亡率为 36.57‰，合计婴儿死亡率为 37.64‰。任强等（2004）对 1982 年的普查数据进行调整得到女婴死亡率为 42.30‰，男婴死亡率为 43.30‰。1988 年全国 2‰妇女生育节育调查数据显示，婴儿死亡率为 39.30‰，与 1982 年人口普查数据结果相近（顾江等，1991）。

关于 1990 年人口普查的婴儿死亡率，大多数学者认为存在漏报并向上调整到 30‰～40‰（翟振武，1993；孙福滨等，1993；李树苗，1994；任强等，2004；黄润龙，2016）。翟振武（1993）使用 1981 年全国及分省市简略生命表调整 1990 年婴儿死亡率，得到 1990 年男婴死亡率为 44.70‰，女婴死亡率为 39.60‰。任强等（2004）运用模型生命表方法修正 1990 年数据，得到女婴死亡率为 36.60‰，男婴死亡率为 37.00‰。孙福滨等（1993）使用两阶段自修正迭代法得到 1990 年男婴死亡率为 35.54‰，女婴死亡率为 40.40‰；黄润龙（2016）依据 1990 年人口普查资料得出 1990 年中国男婴死亡率为 32.36‰，女婴死亡率为 33.50‰（见表 2－2）。

表 2－2 1990 年人口普查婴儿死亡率

	婴儿死亡率（‰）	
	男	女
1990 年人口普查数据	25.31	29.17
翟振武（1993）	44.70	39.60
孙福滨等（1993）	35.54	40.40
李树苗（1994）	32.19	36.83
任强等（2004）	37.00	36.60
黄润龙（2016）	32.36	33.50

关于 2000 年人口普查数据的婴儿死亡率，许多学者运用不同的方法以及不同的数据进行修正，得出婴儿死亡率的范围是 27‰～36‰（张为民、崔红艳，2003；翟德华，2003；任强等，2004；黄荣清，2005；王金营，2013；李成等，2018）。张为民和崔红艳（2003）通过普查资料直接计算婴儿死亡率为 28.41‰。翟德华（2003）根据国家儿童死亡监测网数据计算得到的婴儿死亡率为 32.20‰。任强等（2004）运用模型生命表方法调整 2000 年婴儿死亡数据得到的女婴死亡率为 31.20‰，男婴死亡率为 31.00‰。黄荣清（2005）根据不同数据，估计 2000 年婴儿死亡率在 30‰左右。王金营（2013）使用 Brass 的 Logit 生命表系统方法得到 2000 年男婴死亡率为 31.35‰，女婴死亡率为 23.89‰。李成等（2018）使用 DCMD 模型生命表系统得到调整后的 2000 年男婴死亡率为 31.56‰，女婴死亡率为 27.54‰（见表 2-3）。

表 2-3　2000 年人口普查婴儿死亡率

	婴儿死亡率（‰）	
	男	女
2000 年人口普查数据	21.80	30.62
任强等（2004）	31.00	31.20
王金营（2013）	31.35	23.89
李成等（2018）	31.56	27.54

2010 年人口普查公布的 0 岁死亡率为 3.82‰，远低于卫生部全国妇幼卫生监测点统计的婴儿死亡率 13.10‰（中华人民共和国卫生部，2011）。一些学者估计 2010 年婴儿死亡率为 16‰～25‰（黄荣清、曾宪新，2013；王金营、戈艳霞，2013；赵梦晗、杨凡，2013；黄润龙，2016；李成等，2018）。黄荣清和曾宪新（2013）利用 Coale-Demeny 模型生命表和联合国模型生命表调整得到男婴死亡率为 16.85‰，女婴死亡率为 17.69‰。王金营和戈艳霞（2013）以 1981 年死亡概率作为标准，通过 Brass 的 Logit 生命表系统方法得到 2010 年男婴死亡率为 25.81‰，女婴死亡率为 17.82‰。赵梦晗和杨凡

（2013）使用模型生命表修正 2010 年死亡数据，得到婴儿死亡率为 18‰ ~ 19‰。李成等（2018）根据 2010 年人口普查数据、联合国儿童基金会（United Nations International Children's Emergency Fund，UNICEF）的儿童死亡率和华盛顿大学卫生计量与评估研究所（Institute for Health Metrics and Evaluation，IHME）的成人死亡率数据（Wang et al.，2012），利用 DCMD 模型生命表系统（Li et al.，2018a）得到调整后的男婴死亡率为 16.41‰，女婴死亡率为 15.94‰（见表 2 - 4）。

表 2 - 4　2010 年人口普查婴儿死亡率

	婴儿死亡率（‰）	
	男	女
2010 年人口普查数据	3.72	3.91
王金营、戈艳霞（2013）	25.81	17.82
黄荣清、曾宪新（2013）	16.85	17.69
王金营（2013）	25.81	17.82
李成等（2018）	16.41	15.94

　　国家统计局公布的婴幼儿死亡率数据明显低于卫生系统数据。中国卫生系统在 1991 年建立了儿童死亡监测网，当年覆盖全国 81 个监测点。在社会经济水平较好的地区尤其是大城市中，死亡登记基本完整，而社会经济水平较差的地区如三类农村地区则存在严重的死亡漏报现象（宋新明，2000）。一些学者认为卫生部门公布的婴幼儿死亡水平有可能偏低（宋新明，2000；黄荣清、曾宪新，2013）。即便如此，大部分年份卫生系统公布的婴儿死亡率和 5 岁以下儿童死亡率高于统计局公布的人口普查或者人口抽样调查得到的婴儿死亡率和 5 岁以下儿童死亡率（见表 2 - 5）。

表 2 - 5　抽样调查数据与卫生部门数据比较

单位：‰

年份	《中国卫生健康统计年鉴》		《中国人口与就业统计年鉴》		
	婴儿死亡率	5 岁以下儿童死亡率	婴儿死亡率	0 岁死亡率	5 岁以下儿童死亡率
1991	50.20	61.00			

续表

年份	《中国卫生健康统计年鉴》		《中国人口与就业统计年鉴》		
	婴儿死亡率	5岁以下儿童死亡率	婴儿死亡率	0岁死亡率	5岁以下儿童死亡率
1992	46.70	57.40	—	—	—
1993	43.60	53.10	—	—	—
1994	39.90	49.60	37.82	38.79	45.88
1995	36.40	44.50	—	—	—
1996	36.00	45.00	33.25	34.00	40.21
1997	33.10	42.30	36.53	37.43	44.09
1998	33.20	42.00	32.35	33.06	39.86
1999	33.30	41.40	26.22	26.68	33.03
2000	32.20	39.70	26.43	26.90	32.18
2001	30.00	35.90	20.16	20.43	25.77
2002	29.20	34.90	19.27	19.52	23.07
2003	25.50	29.90	15.59	15.75	19.97
2004	21.50	25.00	13.13	13.24	16.04
2005	19.00	22.50	12.71	12.82	15.98
2006	17.20	20.60	16.35	16.53	19.28
2007	15.30	18.10	9.32	9.38	12.74
2008	14.90	18.50	13.52	13.64	18.31
2009	13.80	17.20	7.07	7.10	10.36
2010	13.10	16.40	3.81	3.82	6.37
2011	12.10	15.60	10.37	10.44	12.07
2012	10.30	13.20	3.42	3.43	6.20
2013	9.50	12.00	2.75	2.76	4.50
2014	8.90	11.70	3.32	3.33	6.32
2015	8.10	10.70	4.54	4.55	5.96
2016	7.50	10.20	3.07	3.08	4.56
2017	6.80	9.10	4.44	4.45	5.54
2018	6.10	8.40	6.63	6.66	8.15
2019	5.60	7.80	7.60	7.64	8.92

数据来源：历年《中国卫生健康统计年鉴》和《中国人口与就业统计年鉴》。

四　人口预期寿命的调整

关于 1990 年人口普查数据预期寿命的估计见表 2 – 6。国家统计局公布的 1990 年男性和女性人口预期寿命分别为 66.84 岁和 70.47 岁；翟振武（1993）使用 1981 年全国及分省市简略生命表计算的男性和女性人口预期寿命分别为 66.35 岁和 70.37 岁。孙福滨等（1993）校正 1990 年死亡数据，得到男性人口预期寿命为 66.20 岁，女性人口预期寿命为 69.46 岁；任强等（2004）运用模型生命表方法对 1990 年死亡数据进行修正，得到男性和女性人口预期寿命分别为 67.94 岁和 71.07 岁。王金营（2013）采用留存率方法和 Brass 的 Logit 生命表系统方法评估计算 1990 年死亡数据，得到男性预期寿命为 67.33 岁，女性为 71.70 岁。

表 2 – 6　1990 年人口预期寿命

	人口预期寿命（岁）	
	男	女
国家统计局公布的 1990 年人口普查数据	66.84	70.47
翟振武（1993）	66.35	70.37
李树苗（1994）	66.91	69.99
孙福滨等（1993）	66.20	69.46
任强等（2004）	67.94	71.07
王金营（2013）	67.33	71.70

关于 2000 年人口普查预期寿命的估计见表 2 – 7。国家统计局公布的 2020 年男性和女性预期寿命分别为 69.63 岁和 73.33 岁；张为民和崔红艳（2003）使用人口普查资料直接计算得到 2000 年人口预期寿命为 71.48 岁，比 1990 年提高了 2.82 岁。任强等（2004，2005）运用模型生命表方法对年龄别死亡率进行修正，得到 2000 年男性人口预期寿命为 70.00 岁；女性预期寿命为 73.50 岁。黄荣清（2005）得到 2000 男性人口预期寿命为 67.97 岁，女性为 71.34 岁。王金营和戈艳霞（2013）以 1981 年分性别、分年龄死亡概率为标准，采用 Brass

的 Logit 生命表系统方法得出 2000 年分性别、分年龄死亡模式，估计得到 2000 年男性人口预期寿命为 70.61 岁，女性人口预期寿命为 74.21 岁。

表 2-7 2000 年人口预期寿命

	人口预期寿命（岁）	
	男	女
国家统计局公布的 2000 年人口普查数据	69.63	73.33
张为民、崔红艳（2003）	69.63	73.33
任强等（2004，2005）	70.00	73.50
黄荣清（2005）	67.97	71.34
王金营、戈艳霞（2013）	70.61	74.21
王金营（2013）	68.76	74.47

2010 年人口普查死亡数据存在明显的漏报现象，尤其是婴儿死亡率和 5 岁以下儿童死亡率数据偏低，导致人口预期寿命明显提升。2010 年人口普查男性和女性人口预期寿命分别为 72.38 岁和 77.37 岁（见表 2-8）。Cai（2013）认为 2010 年中国人口整体平均预期寿命的十年增长率仍高出世界平均水平 1.5～2 岁。李成等（2018）根据发展中国家死亡数据库（DCMD）模型生命表调整数据，得到的预期寿命比 2010 年普查数据下降了 2.31 岁。张文娟和魏蒙（2016）认为 2010 年男女人口预期寿命的差距在 4～5 岁。王金营和戈艳霞（2013）以 1981 年分性别、分年龄死亡模式为标准，运用 Brass 的 Logit 生命表系统方法，估计得出的 2010 年男性人口预期寿命为 75.64 岁，女性人口预期寿命为 80.41 岁。王金营（2013）估计得到的 2010 年男性人口预期寿命为 71.58 岁，女性人口预期寿命为 78.26 岁。

表 2-8 2010 年人口预期寿命

	人口预期寿命（岁）	
	男	女
国家统计局公布的 2010 年人口普查数据	72.38	77.37
王金营（2013）	71.58	78.26
王金营、戈艳霞（2013）	75.64	80.41

五 本章小结

中国在 1982 年、1990 年、2000 年和 2010 年人口普查中收集了死亡信息。学者普遍认为人口普查的死亡数据中存在漏报，其中比较严重的是婴幼儿和老年人的死亡漏报，由此导致人口普查数据中粗死亡率、婴儿死亡率、5 岁以下儿童死亡率和老年人口的死亡率偏低，人口预期寿命偏高。

系统性梳理人口普查数据的死亡信息既是对过去数据的总结，也是为未来判断人口普查数据中死亡数据的质量提供基础。就中国的人口普查数据来说，中国 1982 年人口普查数据较为可靠，而 1990 年、2000 年和 2010 年人口普查中死亡数据存在漏报瞒报的现象。1990 年人口普查数据中死亡漏报主要集中于婴幼儿阶段和成年阶段。2000 年和 2010 年人口普查死亡数据的漏报主要集中在低龄阶段和老龄阶段。

1990 年、2000 年和 2010 年人口普查在低龄阶段和老年阶段人口死亡漏报较为严重。因此，在对中国死亡水平进行具体分析之前，需要对人口普查中死亡数据的质量进行评估。

第三章 死亡水平与样本量

一 引言

正如前文所述，目前已经有大量研究涉及中国人口死亡数据的质量问题，其中一些研究分析了死亡数据的漏报情况（Li and Sun，2003；Banister and Hill，2004；蒋正华等，1984；任强等，2004；黄荣清、曾宪新，2013；王金营，2013；李成等，2018），且试图通过一系列方法调整死亡水平。

由于死亡是小概率事件，在样本量较小的情况下易受到抽样误差的影响，因此观测到的死亡水平可能偏离实际值。近年来，死亡研究中有关样本量的问题逐渐引起了学界的关注（黄荣清，2000a；黄荣清，2006；周恒彤、郑可可，2006）。

本章分析小样本情况下的死亡水平，主要说明以下四个方面：一是对于某死亡水平来说，在一定的置信水平和相对误差情况下，所需样本量大小；二是根据逆抽样方法，在一定的置信水平和相对误差情况下，测算需要观测到的死亡案例，并进而根据大体死亡水平估计样本量；三是在某死亡水平和样本量下观测到一定数量死亡案例的概率；四是一定样本量下观测到的死亡数量所能反映的最大死亡概率。期望通过本章研究，能够使读者对低死亡水平在样本量和相对误差等方面有更深的认识，从而在研究死亡问题时得到严谨的判断和结论。

二　研究方法

假定年初人口数量为 N ，年平均人口数为 P ，死亡数量为 D ，死亡概率为 q ，死亡率为 M 。

（一）样本量与死亡水平和相对误差

死亡人数 D 服从二项分布，则死亡率 M 的样本方差（Chiang and World Health Organization，1978；黄荣清，2006）可表示为：

$$S^2 = \frac{M(1 - \hat{q})}{P} \tag{3-1}$$

其中， $\hat{q}$ 为死亡概率观测值。

假定死亡率 M 服从正态分布，置信水平为 $1 - \alpha$ ，相对误差为 r ， $U_{\alpha/2}$ 为正态分布双侧检验的上分位数，则：

$$\Pr\left(\left| \frac{\hat{M} - M}{M} \right| \geq r \right) = \alpha \tag{3-2}$$

$$r^2 = \frac{U_{\alpha/2}^2 (1 - q)}{MP} \tag{3-3}$$

$$P = \frac{U_{\alpha/2}^2 (1 - q)}{Mr^2} \tag{3-4}$$

若用观测值代替真实值，则：

$$\hat{P} = \frac{U_{\alpha/2}^2 (1 - \hat{q})}{\hat{M} r^2} \tag{3-5}$$

其中， $\hat{P}$ 表示满足相对误差 r 的最小人口观测数量，即样本量。 $\hat{P}$ 的大小与死亡率 M 和相对误差的平方 r^2 成反比。

对于死亡率和死亡概率，若 a 是死亡人数在年龄区间 $(x, x + n)$ 中平均每人存活年数，则存在如下关系 $q = \dfrac{nM}{1 + (n - a)M}$ 。假定死亡人口均匀分布，则 $q = \dfrac{2nM}{2 + nM}$ 。

（二）逆抽样方法计算样本量

对于大部分年龄组尤其是青壮年年龄组来说，死亡是稀有事件。

根据 Haldane（1945）和 Cochran（1977）关于稀有事件的研究，对于调查到 10 个以上死亡事件的样本来说，调查的死亡比例的无偏估计为 $k = \dfrac{D-1}{N-1}$，当 k 比较小时，变异系数 cv（coefficient of variations）近似为 $cv(k) = \dfrac{\sqrt{D(1-k)}}{D-1} < \dfrac{\sqrt{D}}{D-1}$，$\dfrac{\sqrt{D}}{D-1}$ 可以看作变异系数的一个上限。

若置信水平为 $1-\alpha$，相对误差为 r，正态分布双侧检验的上分位数为 $U_{\alpha/2}$，则：

$$U_{\alpha/2} cv(k) < U_{\alpha/2} \frac{\sqrt{D}}{D-1} = r \tag{3-6}$$

根据公式（3-6）可以得到最小的 D 值。

Hansen et al.（1953）和 Kish（1995）认为，若变异系数大于 0.2，则估计将不稳定。当变异系数小于某个给定值，例如小于估计值的 5% 或者 10% 时，估计结果可以接受（Denton and Ramon，1970）。Hansen et al.（1953）采用 10% 作为变异系数最高标准。欧洲统计局要求成员国的统计部门在全国调查中采用低于 8% 的变异系数（Eurostat，2008）。在具体应用中除了考虑统计因素，还需要根据实际情况来选择变异系数。

（三）观测到某一死亡数量的概率

在给定死亡水平和样本量情况下，观测到的死亡数量小于或等于 D 的概率为：

$$Q = \sum_0^D C_N^i q^i (1-q)^{n-i} \tag{3-7}$$

（四）最大死亡概率

观测到的死亡数量为 D，在一定的置信水平 $1-\alpha$ 下，最大死亡概率 q 值为：

$$\max\left\{ q \,\middle|\, \sum_{i=0}^D C_N^i q^i (1-q)^{n-i} \leqslant \alpha \right\} \tag{3-8}$$

三　数据来源

本章的主要目的是说明样本量、死亡水平、相对误差、置信水平之间的相互关系，使用的数据包括部分人口普查数据和一些假想数据。具体来说，为了说明样本量和死亡水平及相对误差之间的关系，本章使用了 1982 年、1990 年、2000 年和 2010 年人口普查年龄别数据和死亡数据；为了说明逆抽样下的样本量问题，本章使用的是假想数据；为了说明不同样本量和死亡水平下观测到的死亡数量，本章使用了假想数据；为了说明一定样本量和死亡水平下的最大可能死亡概率，本章使用了陕西省 2010 年人口普查数据。

1982 年、1990 年、2000 年和 2010 年普查数据包括死亡数据都存在一定程度的质量问题，对此已经有很多研究进行了论述。由于本章的目的是说明几个变量之间的统计关系，所以没有对数据进行评估和调整。本章使用 MATLAB 进行计算。

四　研究结果

（一）样本量与死亡水平和相对误差

在 95% 置信水平和 10% 相对误差下，根据 1982 年、1990 年、2000 年和 2010 年人口普查各年龄组死亡水平计算的样本量如表 3 – 1 所示。按照 2010 年普查数据显示的 0 岁死亡率水平，在 95% 置信水平、10% 相对误差下，男孩和女孩的最小样本量为 10 万人，即当年出生数量需达到 20 万人之上。

表 3 – 1　普查年份死亡水平样本量计算（95% 置信水平、10% 相对误差）

单位：人

年龄组	1982		1990		2000		2010	
	男	女	男	女	男	女	男	女
0	10509	11152	14540	12544	16650	11589	102610	97661
1 ~ 4	92532	83048	164381	155066	258718	256359	553251	652753
5 ~ 9	291289	355200	448589	612069	593539	869280	1076498	1634527
10 ~ 14	492008	591479	596101	783690	759242	1153053	1040665	1750004

续表

年龄组	1982		1990		2000		2010	
	男	女	男	女	男	女	男	女
15～19	372254	428391	355714	431468	496611	807317	736340	1561983
20～24	262026	279737	264095	312586	315313	528357	544826	1261918
25～29	263549	259406	263464	324774	281210	455209	453018	1045434
30～34	224148	235401	215347	290841	229874	389549	344504	766344
35～39	371054	440053	193643	271662	176788	322323	239977	536732
40～44	107838	130741	113434	163988	124063	224176	159957	343091
45～49	70552	89985	73539	106070	86880	147593	107757	226111
50～54	42779	57208	45323	66783	55363	89856	68149	134758
55～59	25172	36049	26969	42018	34465	56039	45899	87647
60～64	14184	20853	15212	24256	19604	31753	27645	49391
65～69	8490	12793	8761	14229	11192	18322	16249	27566
70～74	4486	6739	4653	7568	5825	9492	8620	13962
75～79	2516	3895	2617	4274	3208	5210	4823	7653
80～84	1178	1832	1226	2066	1442	2396	2357	3571
85～89	539	871	598	1026	730	1234	1216	1841

数据来源：根据1982年、1990年、2000年和2010年人口普查数据所反映的死亡率计算。

若进一步提高准确度，把误差控制在5%的水平上，则需要更大的样本量，最少样本量为表3－1中样本量的4倍，如表3－2所示。使用2010年普查数据的0岁死亡率，其在95%置信水平、5%相对误差下进行计算得到的样本量为80万人，这个数值远远超出一些省份的出生数量，更远远超出地市一级和区县一级的出生数量。所以根据这些省份的数据计算出来的0岁死亡率可能存在较大的不确定性。而对于青壮年成年阶段来说，由于死亡水平非常低，所需样本量更大，即使以五岁组来计算，可能也超出了调查数据的样本量，而如果以单岁组计算，更是难以达到样本量的要求。

表3－2　普查年份死亡水平样本量计算（95%置信水平、5%相对误差）

单位：人

年龄组	1982		1990		2000		2010	
	男	女	男	女	男	女	男	女
0	42035	44608	58160	50176	66601	46357	410439	390644

续表

年龄组	1982		1990		2000		2010	
	男	女	男	女	男	女	男	女
1 ~ 4	370130	332192	657525	620265	1034870	1025436	2213006	2611014
5 ~ 9	1165157	1420798	1794356	2448275	2374155	3477120	4305993	6538108
10 ~ 14	1968031	2365918	2384403	3134760	3036968	4612213	4162658	7000015
15 ~ 19	1489017	1713564	1422858	1725872	1986443	3229267	2945361	6247931
20 ~ 24	1048104	1118946	1056381	1250343	1261252	2113430	2179304	5047673
25 ~ 29	1054194	1037622	1053854	1299094	1124840	1820836	1812073	4181734
30 ~ 34	896593	941606	861389	1163365	919496	1558197	1378016	3065377
35 ~ 39	1484218	1760211	774570	1086650	707151	1289292	959909	2146927
40 ~ 44	431353	522964	453736	655951	496252	896705	639830	1372364
45 ~ 49	282209	359939	294155	424279	347521	590372	431028	904444
50 ~ 54	171115	228832	181293	267130	221450	359422	272594	539031
55 ~ 59	100687	144196	107877	168072	137860	224155	183597	350586
60 ~ 64	56735	83414	60848	97026	78416	127012	110579	197566
65 ~ 69	33962	51171	35044	56916	44769	73290	64994	110264
70 ~ 74	17945	26958	18610	30273	23300	37966	34482	55848
75 ~ 79	10063	15581	10466	17098	12830	20842	19293	30611
80 ~ 84	4713	7326	4904	8265	5767	9585	9427	14286
85 ~ 89	2155	3483	2391	4106	2921	4936	4864	7365

数据来源：根据1982年、1990年、2000年和2010年人口普查数据所反映的死亡率计算。

　　在实际人口普查或者事后的抽样调查中，多采用分层、多阶段、整群抽样方法，复杂抽样由于设计效应系数（design effect factor），需要的样本量比较大（Cochran，1977；周恒彤、郑可可，2006）。死亡研究对样本量的大小有一定要求，尤其是研究子人口（例如分性别、分区域、单岁组人口）问题时，需要的总样本量更大。而随着死亡率下降，研究需要的样本量会相应增大。

（二）逆抽样方法计算死亡样本量

　　如果用 Poisson 分布来近似计算，通过 Poisson 分布参数期望值的可信限简表，可以估计调查的样本量。从表3-3可以看出，在95%置信水平上，如果要确保调查中至少发现1例死亡，那么期望死亡数为 4 人，如果死亡概率处于 5‰的水平，则至少需要调查 800 人。因此，为提高可信度，需要更多的死亡案例。如果需要出现至少 10 人死亡案例，在 95% 置信水平上的期望死亡数量为 18 人，假如死亡概率为 5‰，那么需要调查的出生人口至少是 3600 人。

表 3－3　Poisson 分布参数期望值的可信限简表

单位：人

期望死亡数	95% 置信水平		90% 置信水平	
	下限	上限	下限	上限
0	0.00	3.69	0.00	3.00
1	0.025	5.57	0.05	4.74
2	0.24	7.22	0.36	6.30
3	0.62	8.77	0.82	7.75
4	1.09	10.24	1.37	9.15
5	1.62	11.67	1.97	10.51
6	2.20	13.06	2.61	11.84
7	2.81	14.42	3.29	13.15
8	3.45	15.76	3.93	14.43
9	4.12	17.08	4.70	15.71
10	4.30	18.29	5.43	16.96
11	5.49	19.68	6.17	18.21
12	6.20	20.96	6.92	19.44
13	6.92	22.23	7.69	20.67
14	7.65	23.49	8.46	21.89
15	8.40	24.74	9.25	23.10
16	9.15	25.98	10.04	24.30
17	9.90	27.22	10.83	25.50
18	10.67	28.45	11.63	26.69
19	11.44	29.67	12.44	27.88
20	12.22	30.89	13.25	29.06
21	13.00	32.10	14.07	30.24
22	13.79	33.31	14.89	31.42
23	14.58	34.51	15.72	32.59
24	15.38	35.71	16.55	33.75

期望死亡数	95% 置信水平		90% 置信水平	
	下限	上限	下限	上限
25	16.18	36.90	17.38	34.92
26	16.98	38.10	18.22	36.08
27	17.79	39.28	19.06	37.23
28	18.61	40.47	19.90	38.39
29	19.42	41.65	20.75	39.54
30	20.24	42.83	21.59	40.69
35	24.38	48.68	25.87	46.40
40	28.58	54.47	30.20	54.07
45	32.82	60.21	34.56	57.69
50	37.11	65.92	38.96	63.29

根据逆抽样方法计算一定的相对误差和置信水平时需要调查到的死亡案例数量，见表 3-4。根据 $k = \dfrac{D-1}{N-1}$，当婴儿死亡率在 10‰ 左右时，10% 的相对误差、90% 的置信水平需要的人口样本量为 27300 人。

表 3-4　逆抽样下调查的死亡数量（死亡率 10‰）

相对误差 r	置信水平	$U_{\frac{\alpha}{2}}$	死亡数 D（人）	样本量（人）
20%	90%	1.645	70	7000
20%	95%	1.96	98	9800
10%	90%	1.645	273	27300
10%	95%	1.96	387	38700
5%	90%	1.645	1084	108400
5%	95%	1.96	1539	153900

（三）观测到某一死亡数量的概率

表 3-5 提供了在一定出生数量和婴儿死亡（概）率下，观测到死亡案例数的可能性。当出生人数较少时，在较低的婴儿死亡率下，有可能观测不到死亡案例。例如出生 700 人时，3‰ 的死亡概率下有 12.21% 的可能性观测不到死亡人数。

表 3 - 5　不同出生数量、婴儿死亡率下观测到死亡案例的概率

出生数量	死亡概率 $q = 3‰$			死亡概率 $q = 5‰$			死亡概率 $q = 10‰$		
	死亡人数 $= 0$	死亡人数 < 3	死亡人数 < 5	死亡人数 $= 0$	死亡人数 < 3	死亡人数 < 5	死亡人数 $= 0$	死亡人数 < 3	死亡人数 < 5
200	0.5483	0.9967	1.0000	0.3670	0.9813	0.9994	0.1340	0.8580	0.9840
300	0.4060	0.9867	0.9997	0.2223	0.9348	0.9957	0.0490	0.6472	0.9171
500	0.2226	0.9346	0.9956	0.0816	0.7578	0.9584	0.0066	0.2636	0.6160
700	0.1221	0.8389	0.9797	0.0299	0.5364	0.8581	0.0009	0.0807	0.2994
1000	0.0496	0.6472	0.9164	0.0067	0.2643	0.6160	0.0000	0.0101	0.0661
1500	0.0110	0.3419	0.7031	0.0005	0.0587	0.2408	0.0000	0.0002	0.0027
2000	0.0025	0.1508	0.4454	0.0000	0.0102	0.0666	0.0000	0.0000	0.0001
3000	0.0001	0.0211	0.1153	0.0000	0.0002	0.0027	0.0000	0.0000	0.0000
5000	0.0000	0.0002	0.0028	0.0000	0.0000	0.0000	0.0000	0.0000	0.0000

表 3 - 5 使用的是婴儿死亡率，死亡水平相对较高。青壮年成年阶段人口死亡水平则较低，即使以五岁组来计算，所需样本量也很大，而如果以单岁组计算更是难以达到样本量的要求，从而观测不到死亡案例。为了将监测的死亡水平控制在合理误差范围内，需要一定的样本量。一些县级、地区级单位甚至是省级单位的数据都无法满足样本量要求。在 2010 年人口普查数据中，全国 2870 个县中有 128 个县没有观测到婴儿死亡，有 101 个县没有观测到男婴死亡，205 个县没有观测到女婴死亡（黄荣清、曾宪新，2013）（见表 3 - 6）。陕西省出生人数最多的是西安市长安区，共 10048 人，出生人数最少的是汉中市佛坪县，共 243 人，平均每个县出生 3128 人，其中男性 1675人，女性 1453 人（陕西省统计局、陕西省人民政府第六次人口普查办公室，2012）。2010 年全国婴儿死亡率为 13.10‰（中华人民共和国卫生部，2011），人口较少地区很有可能观测不到死亡案例。

表 3 - 6　2010 年各省份无婴儿死亡报告的县级单位数

省份	单位数	男女	男	女
北京	18	0	2	3

续表

省份	单位数	男女	男	女
天津	16	1	0	1
河北	172	0	3	15
山西	119	6	6	15
内蒙古	101	13	7	17
辽宁	100	6	9	16
吉林	60	9	6	11
黑龙江	132	40	10	26
上海	18	0	0	0
江苏	105	1	4	7
浙江	91		3	4
安徽	105		0	2
福建	84	1	0	1
江西	99	2	5	6
山东	140	1	4	10
河南	159	16	9	14
湖北	103	3	3	4
湖南	122	1	5	8
广东	129	2	0	3
广西	104		1	3
海南	22	1	0	0
重庆	40		0	1
四川	181	2	3	9
贵州	88		0	0
云南	129		0	0
西藏	73	6	6	4
陕西	107	9	10	17
甘肃	87	2	1	4
青海	46	2	1	0
宁夏	22	0	0	0
新疆	98	4	3	4
合计	2870	128	101	205

数据来源：黄荣清和曾宪新（2013）。

（四）最大死亡概率

根据陕西省 2010 年人口普查数据部分区县统计的出生人数和婴儿死亡人数，在置信水平为 99%、95% 和 90% 时计算的最大死亡概率见表 3-7。2010 年陕西省各区县的最高婴儿死亡概率值总体比较低。例如在 95% 置信水平上，神木县的婴儿最大死亡概率为 0.61‰，洛南县为 0.66‰，显然低于正常的婴儿死亡水平。虽然太白县达到 17.45‰，杨凌示范区达到 39.04‰，但总体来说大部分区县婴儿死亡水平偏低。

青壮年成年阶段人口死亡水平更低，样本量小能观测到的死亡案例更少，或者观测不到，从而推导出来的死亡概率很低。

表 3-7　2010 年陕西省部分区县婴儿不同置信水平的最大死亡概率

区县	出生人数	婴儿死亡人数	婴儿最大死亡概率（‰）		
			置信水平 99%	置信水平 95%	置信水平 90%
碑林区	3691	0	1.25	0.82	0.63
雁塔区	7022	7	2.28	1.88	1.68
长安区	10048	7	1.60	1.31	1.18
王益区	1264	0	3.64	2.37	1.83
宜君县	868	1	7.63	5.46	4.48
凤翔县	4197	1	1.59	1.13	0.93
太白县	442	3	22.55	17.45	15.06
淳化县	1450	0	3.18	2.07	1.59
兴平市	5559	11	3.87	3.28	2.99
临渭区	7474	6	1.95	1.59	1.41
洋县	3772	25	10.41	9.25	8.67
神木县	4958	0	0.93	0.61	0.47
横山县	3589	2	2.35	1.76	1.49
石泉县	1420	5	9.21	7.39	6.53
商州区	4972	2	1.69	1.27	1.08
洛南县	4556	0	1.02	0.66	0.51
镇安县	2596	2	3.24	2.43	2.05
杨凌示范区	1443	44	42.74	39.04	37.15

数据来源：根据陕西省 2010 年人口普查资料县级数据计算。

五　本章小结

关于中国的死亡问题，当前研究主要集中在死亡漏报方面，而样本量的问题也逐渐受到关注（黄荣清，2006；黄荣清、曾宪新，2013）。本章通过二项分布和正态分布及其方差估计、逆抽样方法等统计方法，分析了样本量、死亡水平、相对误差、置信水平之间的相互关系。

本章说明死亡是稀有事件，在一定的置信水平和相对误差下，研究死亡水平对样本量要求比较大；使用逆抽样方法估算的样本量也证实了这一点。本章发现，在小样本量下的调查中，当死亡率较低时可能观测不到死亡案例，特别是出生人数少的县级和区级单位。使用人口普查或者抽样调查的样本量观测到的死亡人数与使用统计模型可以估算出的可能的最大死亡概率，有助于我们加强对死亡率分析的认识。

即使考虑到最高死亡率，报告的死亡水平仍然低于正常水平，所以对于数据的评估和调整还需要继续进行。2010 年人口普查报告的婴儿死亡率明显偏低，可以判断调查中存在较大的婴儿死亡漏报率（黄荣清、曾宪新，2013）。因此，在厘清样本量和死亡水平的关系之后，死亡漏报及其调整仍然是需要研究的主要问题之一。

第四章　婴儿死亡率估计

一　引言

中国的婴儿死亡率一直存在较大争议。有学者认为历次普查和调查显示的婴儿死亡率偏低，并经过估计对其进行向上调整（蒋正华等，1984；翟振武，1993；路磊等，1994；李树苗，1994；黄荣清、曾宪新，2013；王金营、戈艳霞，2013）。即使在1982年人口普查数据质量较好的时候，人口普查在很大程度上也低估了婴儿特别是女婴死亡率。蒋正华等（1984）、中国人民大学人口研究所（1987）都修正了1982年人口普查数据中显示的1981年婴儿死亡率。1988年全国2‰妇女生育节育调查结果显示婴儿死亡率为39.33‰（顾江等，1991）。1990年人口普查婴儿死亡漏报现象比较突出（张二力、路磊，1992；孙福滨等，1993；翟振武，1993）。在20世纪90年代之后，中国婴儿死亡率逐步下降，全国疾病监测网数据显示，1991年婴儿死亡率为50.20‰，1995年婴儿死亡率为36.40‰，2000年婴儿死亡率为32.20‰（黄荣清，2005），联合国人口数据和世界银行数据也显示了婴儿死亡率在20世纪90年代之后逐步下降。任强等（2004）用模型生命表方法调整了婴儿死亡率，1981年、1986年、1989年、1995年和2000年女婴死亡率分别为42.30‰、38.50‰、36.60‰、32.80‰和31.20‰，男婴死亡率分别为43.30‰、39.00‰、37.00‰、33.00‰和31.0‰。黄荣清（2005）对2001年167个国家的人均国民收入和婴儿死亡率数据进行了拟合，得到2001年中国婴儿死亡率为 30‰。

21 世纪以来，婴儿死亡率继续下降，但数据依然存在争议。卫生部门的监测数据显示，2000 年婴儿死亡率为 32.20‰，2005 年下降到 19.00‰，2010 年为 13.10‰，2018 年下降到 6.10‰。中国的婴儿死亡率逐年下降且幅度较大，但实际的婴儿死亡率要比监测数据高。造成监测数据中婴儿死亡率偏低的原因，一是监测地区没有覆盖中国的全部地区和全部人口，未被监测覆盖的人口死亡风险可能会高于覆盖地区，并且实际记录的婴儿死亡数据会存在遗漏现象（黄荣清、曾宪新，2013）；二是监测点的统计工作可能存在不规范、随访难度大等问题，这也会导致婴儿死亡数据存在漏报现象（陈彬，1993；李长明，1999）。2010 年人口普查数据显示，0 岁人口的死亡率为 3.82‰，其中男性 0 岁人口的死亡率为 3.73‰，女性 0 岁人口的死亡率为 3.92‰。与卫生部门监测数据相比，2010 年人口普查报告的婴儿死亡率过低，存在较高的婴儿死亡漏报率。根据 2000 年世界上 174 个国家人均 GDP 与婴儿死亡率数据，参照线性回归结果，当人均 GDP 超过 33000 美元时，婴儿死亡率才达到 5‰ 以下；超过 44000 美元时，才达到 4‰ 以下（黄荣清、曾宪新，2013）。

黄荣清和曾宪新（2013）估计 2010 年我国婴儿死亡率为 17.27‰，男婴死亡率为 16.85‰，女婴死亡率为 17.69‰，婴儿死亡漏报率大约为 78%，全国幼儿死亡漏报率高达 71%，其中男性为 67%，女性为 77%。王金营和戈艳霞（2013）也认为 2010 年我国人口普查中低龄阶段人口的死亡漏报非常严重，2010 年婴儿死亡漏报率高达 78%~85%，修正后男婴死亡率为 25.81‰，女婴死亡率为 17.82‰。赵梦晗和杨凡（2013）采用 Brass 的 Logit 生命表系统方法，估计 2010 年我国婴儿死亡率为 18.80‰。在利用 2010 年人口数据进行死亡分析之前，需要对死亡数据进行必要的修正和调整。

本章在基于以往方法的基础上，使用 Human Mortality Database 中的数据进行统计分析，并估计中国 2010 年全国和分省的婴儿死亡率。

二　研究方法

分析婴儿死亡率的基础是数据。生命登记系统（vital registration

systems）覆盖了全部人口并且在事件发生时就进行记录，是研究儿童死亡率的首选数据来源。但很多发展中国家缺乏准确记录生育和死亡的生命登记系统。人口普查和抽样调查数据能够提供婴儿死亡率的基本数据，但数据结果会受到普查或者调查质量的影响。对于很多发展中国家来说，由于缺乏高质量的数据，得到准确的儿童死亡率估计成为一个巨大的挑战（UN Inter-agency Group for Child Mortality Estimation，2012）。

模型生命表方法是修正婴儿死亡率的常用方法之一。常用的模型生命表包括 Coale-Demeny 模型生命表（Coale et al.，1983）、联合国模型生命表（United Nations，1982），近来人类死亡数据库（Human Mortality Database，HMD）也提供了系列生命表（Wilmoth et al.，2012），发展中国家死亡数据库（Developing Countries Mortality Database，DCMD）也提供了模型生命表系统（Li et al.，2018a，2018b）。中国人口的死亡模式可能同其中某一个模型生命表的死亡模式相似，用实际人口各年龄组的死亡概率与模型生命表中相同年龄的死亡概率相比较，找出每一个年龄组实际死亡概率在这些模型表中相对应的预期寿命，与模型生命表各年龄组对应的人口预期寿命相差最小的，比较适合用作修正的模型（任强等，2004）。

Brass 的 Logit 生命表系统方法是应用较多的一种修正婴儿死亡率的方法。王金营和戈艳霞（2013）以 1982 年普查数据所得到的 1981 年分性别、分年龄死亡概率作为标准，采用 Brass 的 Logit 生命表系统方法估计得到 2010 年分性别 0~4 岁死亡概率。赵梦晗和杨凡（2013）以 1990 年普查数据计算的生命表作为标准生命表，取 10~69 岁年龄组的存活概率，采用 Brass 的 Logit 生命表系统方法，并运用分组中位数的方法估计 α 和 β 值，进而估计了 2010 年婴儿死亡率。

利用社会经济发展变量与婴儿死亡率的关系进行拟合估计也是调整婴儿死亡率的方法之一。婴儿死亡率是社会经济发展的一种重要指标，与经济社会发展密切相关。黄荣清（2005）根据 2001 年 167 个国家的人均国民收入与婴儿死亡率数据的回归方程，估计 2001 年中国婴儿死亡率为 30‰。赵梦晗和杨凡（2013）使用 19 个国家在 1991~2011

年购买力平价的人均 GDP 与婴儿死亡率的数据进行拟合，按照拟合结果推算出中国在 2010 年的经济发展水平下婴儿死亡率为 23.11‰；而如果使用 2010 年世界上 181 个国家和地区的婴儿死亡率和人类发展指数中的教育指数拟合曲线，根据拟合结果估计的中国 2010 年婴儿死亡率为 18.12‰。任正洪等（2010）、吕行等（2011）、邱琇等（2012）采用地区人均 GDP 与婴儿死亡率关系以幂函数形式预测婴儿死亡率；黄润龙（2016）根据 1991～2014 年卫生部门监测的婴儿死亡率和人均 GDP、城市化水平的变化规律数据，通过拟合结果估计 2010 年婴儿死亡漏报率在 68% 左右。

此外，还可以使用数学模型和统计学模型进行数值拟合来调整婴儿死亡率。李鸿斌（2013）使用全国、城市、农村婴儿死亡率分别建立动态数列，使用统计软件拟合模型的曲线方程表达式，比如二次多项式、三次多项式、Logistic 函数和指数函数等，进行曲线拟合比较。刘娅等（2007）以 1991～2004 年全国婴儿死亡率时间序列为基础，利用自回归移动平均模型预测中国 2005～2007 年婴儿死亡率，并将预测结果与实际监测结果相比较。李向云等（2009）以中国 1999～2005 年婴儿死亡率为基础建立 GM（1，1）灰色模型预测 2006～2009 年婴儿死亡率，比较预测结果与实际监测结果。郑海鸥和潘传波（2004）选择对数模型、张彤等（2004）应用支持向量机、殷菲等（2006）采用径向基函数神经网络建立婴儿死亡率预测模型。还有一些如贝叶斯 B 样条（Bayesian B－spline Bias－reduction model）（Alkema and New，2014）、刀切法（Jackknife variance estimation）方差估计（Pedersen and Liu，2012）等方法为调整估计婴儿死亡率提供了思路。

近年来，二维死亡模型和三参数死亡模型在研究年龄别死亡率方面得到应用（Wilmoth et al.，2012；Li et al.，2018a，2018b）。Wilmoth et al.（2012）提出了二维死亡模型，即：

$$\ln(m_x) = a_x + b_x h + c_x h^2 + v_x k \qquad (4-1)$$

其中，m_x 为年龄 x 的死亡率，h 为 0～4 岁死亡概率的对数值，即 $\ln(_5q_0)$，a_x 为截距项，b_x，c_x，v_x 为对应的各变量的参数，k 的取值范围为（－2,2），通常用于描述与典型年龄模式偏差的大小和方向，默认 $k=0$。与现有的死亡率间接估计模型相比，该模型具有估计误差小、灵活性强、直观的特点。Wilmoth et al.（2012）采用人类死亡数据库（HMD）中 719 张生命表讨论了二维死亡模型的适用性。张震等（2017）从模型构建、经验系数和输入参数等方面对二维死亡模型在我国人口死亡模式方面的适用性进行了讨论。

Li et al.（2018a，2018b）基于二维死亡模型建立了发展中国家死亡率数据库 DCMD 对死亡率进行估计，开发了 DCMD 模型生命表系统将儿童死亡率 $_5q_0$、成人死亡率 $_{45}q_{15}$ 和老年人口死亡率 $_{15}q_{60}$ 作为输入参数来得到相应的生命表，即：

$$\ln(m_x) = \hat{a}_x + b_x h + c_x h^2 + v_x k$$

$$\hat{a}_x = \begin{cases} a_x, x < 60 \\ a_x + \ln\left[\dfrac{\ln(1 - _{15}\hat{q}_{60})}{\ln(1 - _{15}q_{60})}\right], x \geqslant 60 \end{cases} \tag{4-2}$$

其中 $_{15}\hat{q}_{60}$ 为实际输入的死亡率，$_{15}q_{60}$ 表示二维死亡模型中计算得到的老年人口死亡率。

二维死亡模型和三参数死亡模型只是把 5 岁以下儿童死亡率作为参数，但年龄别死亡率之间的关系为矫正婴儿死亡率提供了思路。对于婴儿死亡数据中比较严重的漏报，可以考虑年龄别死亡数据的内在关系，根据逆二维死亡模型和逆三参数死亡模型，使用较高年龄组的死亡概率去推测 0 岁和 1～4 岁年龄组的死亡水平。黄荣清和曾宪新（2013）利用 Coale-Demeny 模型生命表（Coale et al.，1983）和联合国模型生命表（United Nations，1982）确定婴儿死亡率与幼儿死亡率之间的关系，然后修正了婴儿死亡率（黄荣清、曾宪新，2013）。

本章基于以上思路，使用人类死亡数据库中的死亡率数据，首先通过回归分析得到较高年龄组的死亡率与婴儿死亡率的关系，然后使用 2010 年人口普查数据中的全国、分性别、分省份的死亡率数据，矫正 2010 年人口普查中的婴儿死亡率。本方法也可以用来矫正 1～4 岁年龄组死亡率或者其他年龄组的死亡率。具体如下：

m_x 为年龄 x 的死亡率，$x = 0$，1－4，5－9，…，100－104，105＋，

h_x 为对应年龄别死亡率的对数值，即 $h_x = \ln(m_x)$。若以年龄别死亡率做回归分析，则：

$$m_0 = \alpha_0 + \sum_{x=k}^{l} \alpha_x m_x + \varepsilon \qquad (4-3)$$

其中 α_0 为截距，$\sum_{x=k}^{l} \alpha_x m_x$ 为所有用到的年龄组。

根据估计的回归系数，带入相对应的 m_x，则得到对应的 m_0 的估计值为 $\hat{m}_0 = \hat{\alpha}_0 + \sum_{x=k}^{l} \hat{\alpha}_x m_x$。从而得到估计的 0 岁死亡率，根据 0 岁死亡率与婴儿死亡率的关系可得到矫正之后的婴儿死亡率。本章使用 R 语言进行数据操作和估计。

三 数据来源

本章所使用的数据包括人类死亡数据库（HMD）数据和 2010 年全国及分省的年龄别死亡率数据。人类死亡数据库（HMD）收集了自 1840 年以来主要发达国家和地区的死亡登记数据，数据翔实且质量较高。Wilmoth et al.（2012）在做二维死亡模型时选取了来自人类死亡数据库（HMD）的 719 张生命表，张震等（2017）也使用了该数据。本章使用 Wilmoth et al.（2012）的数据信息，使用上述介绍的方法修正 0 岁人口死亡率数据。

四 研究结果

本章使用 1～4 岁、5～9 岁、10～14 岁、15～19 岁、20～24 岁年龄组人口死亡率通过回归分析修正 0 岁死亡率，分别使用 Wilmoth et al.（2012）中的男性、女性人口的生命表进行回归，得到的结果如表 4-1 所示。

表 4-1 0 岁死亡率 m_0 调整结果

单位：‰

	2010 年普查数据	男性数据回归结果	女性数据回归结果
全国	3.82	19.75	18.51

	2010 年普查数据	男性数据回归结果	女性数据回归结果
全国男	3.73	21.87	20.96
全国女	3.92	17.33	16.19
城市	2.42	14.66	14.46
城镇	2.61	16.89	18.81
农村	4.69	22.93	20.84
安徽	4.71	18.39	18.36
北京	1.02	15.26	13.52
福建	3.28	18.43	15.46
甘肃	7.77	23.03	24.23
广东	2.65	17.32	14.41
广西	3.77	18.72	19.42
贵州	14.72	26.36	28.11
海南	6.03	19.96	15.31
河北	2.39	18.39	16.39
河南	0.83	17.06	18.48
黑龙江	1.33	15.95	16.46
湖北	3.34	18.99	19.56
湖南	2.32	19.74	20.39
吉林	1.35	15.66	15.30
江苏	1.89	17.70	16.59
江西	3.58	20.52	19.33
辽宁	2.28	17.37	15.38
内蒙古	3.81	16.57	17.71
宁夏	10.15	28.21	28.65
青海	11.29	42.84	41.43
山东	1.91	17.59	19.13
山西	3.97	16.89	17.44
陕西	1.79	18.88	18.88
上海	2.42	15.81	13.94
四川	3.20	23.02	24.29

续表

	2010 年普查数据	男性数据回归结果	女性数据回归结果
天津	1.29	16.13	12.43
西藏	11.94	40.04	37.64
云南	8.15	25.34	24.48
浙江	13.48	31.48	28.46
重庆	3.67	17.27	15.61
新疆	8.15	26.27	20.94

数据来源：根据 2010 年全国和各省份人口普查数据计算。

以不同的数据进行回归得到的回归系数不同，得到的结果也不相同。以全国 0 岁人口死亡率为例，使用 Wilmoth et al.（2012）中的男性、女性的生命表进行回归，最后得到的 0 岁死亡率分别为 19.75‰和 18.51‰。这个结果高于 2010 年普查数据中的 0 岁死亡率 3.82‰，高于卫生部门公布的婴儿死亡率 13.10‰（中华人民共和国卫生部，2011），高于黄荣清和曾宪新（2013）估计的 2010 年婴儿死亡率 17.27‰，高于 UN Inter-agency Group for Child Mortality Estimation（2012）估计的 5 岁以下儿童死亡率 15‰（95% 置信区间为［13‰，17‰］）。

五　本章小结

本章使用历史数据，借助于二维死亡模型和三参数死亡模型的思路，根据年龄别死亡率之间的相关关系估计了中国 2010 年 0 岁死亡率。

首先，不同的数据反映的年龄别死亡率之间的关系有差别，会得到不同的回归系数，从而得到不同的结果。

其次，选择不同年龄组的死亡率进行回归分析，也会得到不同的结果。本章使用 1~4 岁、5~9 岁、10~14 岁、15~19 岁、20~24 岁死亡率估计 0 岁死亡率。对中国死亡数据来说，1~4 岁死亡数据可能存在较多漏报，因此可以考虑把 1~4 岁年龄组数据剔除。

最后，使用不同的回归模型也会影响结果。本章使用线性模型，直接对死亡率进行回归。如果使用其他模型也会得到不同的结果。如果对数据进行处理例如对死亡率取对数之后，得到的结果也会有差异。

本章依据二维死亡模型和三参数死亡模型的思路，根据各年龄组死亡率之间的关系，估计了 0 岁死亡率。在具体应用中，需要对基础数据、回归模型、年龄组等方面进行综合考虑。本章方法存在一定的局限性，但提供了一种估计 0 岁死亡率从而估计婴儿死亡率的思路。

第五章　死亡水平的间接估计

一　引言

20 世纪 80 年代以来，中国人口预期寿命不断上升，人口预期寿命的增加远高于世界平均水平。随着社会经济的快速发展，人民生活水平和生活质量不断提高，公共卫生体系持续改善，死亡率已降到较低水平。同时，中国统计死亡数据的部门较多、口径不统一致使数据之间存在差异，而且死亡数据存在漏报，使得中国的死亡水平和人口预期寿命一直存在争议。

许多学者尝试对死亡数据进行评估和修正，间接估计方法是修正死亡数据的常用方法之一。间接估计方法中，单次人口普查或者抽样调查数据的 Brass 增长平衡方程估计方法（Brass，1975）和 Preston-Coale 成人死亡率估计方法（Preston et al.，1980），以及两次人口普查或调查数据的 Preston-Hill 一代人生存率估计方法（Preston and Hill，1980；Hill，1987）和 Bennett-Horiuchi 非稳定人口估计方法（Bennett and Horiuchi，1981）应用比较多。黄润龙（1992）采用四种间接估计方法估计了江苏人口死亡情况；李树苗（1994）采用 Brass 增长平衡方程估计方法估计了 1989 年成人死亡漏报水平；翟德华（2003）使用 Brass 增长平衡方程估计方法、Bennett-Horiuchi 非稳定人口估计方法、Preston-Hill 一代人生存率估计方法估计了 2000 年人口死亡漏报情况和死亡率水平。舒星宇等（2014）利用 Brass 增长平衡方程估计方法调整了 2010 年人口普查中全国以及各省份的成人死亡率。

使用多种方法评估中国的死亡水平，有助于深入理解中国的死亡模式转变过程。本章基于人口普查数据，综合使用 Brass 增长平衡方程估计方法、Preston-Coale 成人死亡率估计方法、Preston-Hill 一代人生存率估计方法和 Bennett-Horiuchi 非稳定人口估计方法，评估中国过去 30 多年的死亡数据质量和死亡水平及模式，比较不同方法的数据结果，进而分析中国死亡水平以及死亡模式变化趋势。

二　间接估计方法

（一）单次人口普查间接估计方法

1. Brass 增长平衡方程估计方法

Brass 增长平衡方程估计方法（Brass，1975）用来估算某一时期人口的死亡申报完整率。该方法假定观测人口是一个封闭且数据准确的稳定人口，人口年龄结构不变，每年以恒定速率 r 增长，其年增长率 r 等于出生率 b 减去死亡率 d。该方法也适用于 x 岁及以上年龄的人口，即 $r = b(x+) - d(x+)$，其中部分出生率 $b(x+)$ 被界定为 x 岁人口占 x 岁及以上年龄人口的比例，而部分死亡率 $d(x+)$ 是指 x 岁及以上年龄人口的死亡率。在这一人口中，若每个年龄上死亡人数的漏报程度相同，则 $b(x+) = r + d^r(x+)/c$，其中 $d^r(x+)$ 为基于死亡登记数估算的 x 岁及以上年龄人口的死亡率，c 为申报的死亡人数占总死亡人数的比例。通过对 $b(x+)$ 和 $d^r(x+)$ 数据点所拟合直线的斜率来估算 c，即死亡申报完整率。由于儿童死亡申报数的完整率通常不同于成年人，因此这样的估计通常限于成年人年龄组。死亡率的估计可通过将各年龄组申报的死亡人数除以死亡申报完整率，并再除以历险人口的估计数得到。

该方法虽然仅需要单个时点上年龄别人口数据，但其只适用于稳定的成年人口。在稳定发展的封闭人口中，Brass 增长平衡方程可用下列公式来表示：

$$N(x+) \text{ 表示累积的人口数，} D(x+) \text{ 表示死亡人数}$$

$$N(x+) = \sum_x^{A-5} {}_5N_x + {}_\infty N_A \tag{5-1}$$

$$D(x+) = \sum_x^{A-5} {}_5D_x + {}_\infty D_A \tag{5-2}$$

其中 A 为开放组的起始年龄；${}_5N_x$ 是指年龄为 $(x, x+5)$ 的人口数；$N(x+)$ 是指 x 岁及以上的人口数，${}_5D_x$ 是指年龄为 $(x, x+5)$ 的死亡人数。

为了估计部分出生率 $b(x+)$ 和部分死亡率 $d(x+)$ ，需要先估计历险人年数 $PYL(x+)$ ，其可以表示为：

$$PYL(x+) = t \times N(x+) \tag{5-3}$$

其中，t 为估算死亡人数时所对应的时间长度。

将两个相邻年龄组（5 岁组）人口数的几何平均数除以 5，再乘以死亡申报数所对应的以年为单位的时间长度 t 后，可以得到 x 岁的人口数即估计人口数 $N(x)$ 。公式如下：

$$N(x) = \frac{t}{5} ({}_5N_{x-5} \times {}_5N_x)^{+} \tag{5-4}$$

部分出生率 $b(x+)$ 和部分死亡率 $d(x+)$ 可以表示为：

$$b(x+) = \frac{N(x)}{PYL(x+)} \tag{5-5}$$

$$d(x+) = \frac{D(x+)}{PYL(x+)} \tag{5-6}$$

为了估计死亡申报数的完整率 c ，可以对部分出生率 $b(x+)$ 和部分死亡率 $d(x+)$ 作图，并用正交回归估算这些点所拟合直线的系数，公式如下：

$$b = \frac{\dfrac{1}{n-1} \sum_{i=1}^{n} (y_i - \mu_y)^2}{\dfrac{1}{n-1} \sum_{i=1}^{n} (x_i - \mu_x)^2} \tag{5-7}$$

$$\alpha = \mu_y - b\mu_x \tag{5-8}$$

其中，b 为该直线的斜率，α 为截距，y_i 代表 $b(x+)$ ，x_i 代表 $d(x+)$ ，

μ_y 和 μ_x 分别代表了两组数的均值。

死亡申报完整率 c ，则可通过 α 和 b 的值获得：

$$c = \frac{1}{b}\exp[\alpha(t_c - t_m)] \tag{5-9}$$

其中，t_c 为普查时点，t_m 为死亡申报数所对应时间区间的中点。公式（5-9）的假设条件分别是：若普查是在死亡申报数所对应的时间区间中点进行，那么斜率的倒数可以用来估算死亡申报的完整率；若为校正普查时点与死亡登记数所对应时间区间的中点的差异，需要将完整率的估计值乘以普查人口数与时间 t_m 上的人口估计数的比值 $\exp[\alpha(t_c - t_m)]$ 。

调整后的死亡率计算过程是：首先，将普查人口数乘以 $\exp[-\alpha(t_c - t_m)]$ 来估算在死亡登记数所对应时间区间中点上的 5 岁年龄组的人口数。其次，将死亡申报数除以申报完整率的估计值 c ，来调整申报不完整的死亡人数。最后，得到调整了死亡申报不完整性后的死亡率公式：

$$_5m_x = \frac{_5D_x/c}{t \times {_5N_x}\exp[-\alpha(t_c - t_m)]} \tag{5-10}$$

2. Preston-Coale 成人死亡率估计方法

Preston-Coale 成人死亡率估计方法（Preston et al.，1980）用来估算在某个时点上相对于一个人口估计数的完整率而言的死亡申报完整率。该方法假设一个人口在某个时点上某一年龄的存活人口数必须等于该队列在该时点后的死亡人口数。如果观测人口是稳定的，年龄结构不变且每年以恒定的速率 r 增长，那么 x 岁的人口在未来 t 年后的死亡数将等于目前 x 岁的死亡数乘以 e^{rt} 。因此，可以仅使用当前 x 岁以上的死亡人数和稳定增长率 r 来估算当前年龄 x 岁的人口。若当前的死亡人数存在漏报，可以假定每个年龄都存在相同程度的死亡人数漏报 c ，则队列未来的死亡数的低估程度都是相同的。因此，死亡申报完整率是通过任一时期死亡人数估算未来每年死亡人数的总和，再除以同期的人口数得到。死亡率可以通过将各年龄组死亡人数除以 c ，再除以历险人年数得到。

设置初始增长率，可以通过两个时点上超过某一个特定年龄的总人口估计值得出：

$$r = \frac{\ln\left[{_\infty N_x(t_2)}/{_\infty N_x(t_1)}\right]}{t_2 - t_1} \qquad (5-11)$$

其中 ${_\infty N_x(t)}$ 是在时点 t 时 x 岁及以上年龄的人口数。

死亡申报期间，达到年龄 x 岁的人口数可通过死亡申报数估算：

$$\hat{N}_x = \hat{N}_{x+5}\exp(5 \times r) + {_5 D_x}\exp(2.5 \times r) \qquad (5-12)$$

$$\hat{N}_A = {_\infty D_A}\left[\exp(r \times e_A) - (r \times e_A)^2/6\right] \qquad (5-13)$$

其中 A 为开放组的起始年龄，r 为年人口增长率，e_A 为年龄为 A 的预期寿命。

死亡申报期间，年龄 x 至 x+4 岁的人口数可通过 5 年内达到年龄 x 岁的人口数来估算，公式如下：

$$_5\hat{N}_x = 2.5 \times (\hat{N}_x + \hat{N}_{x+5}) \qquad (5-14)$$

基于申报的死亡人数求得的年龄 x 至 x+4 岁和 x 至 A-1 岁的估计值与基于普查人口数据获得的相应估计值，可以求出两套比率。第一套比率是 5 岁年龄组的比率，可直接计算。第二套是从年龄 x 岁至开放年龄组 A 岁的比率，其中达到 x 至 A-1 岁的人口数可视为 x 岁至 A-5 岁区间各个五岁组人口数的累计。即：

$$_{A-x}\hat{N}_x = \sum_{a=x,5}^{A-5} {_5\hat{N}_x} \qquad (5-15)$$

完整率可通过 5 岁年龄组别的比率来估算。由于这个完整率的估算假定了普查人口对应于死亡登记时期的时间长度中点，需要校正普查时点与死亡登记所对应时间长度中点之间的差异。为校正这种差异，需要将完整率的估计值乘以人口普查数与时点 t_m 上的人口估计数的比值，并假定稳定人口按 α 估算的年增长率，即 $\exp[\alpha(t_c - t_m)]$ 增长，其中，t_c 为普查时点，t_m 为死亡申报数所对应时间长度的中点。

将普查人口数乘以 $\exp[\alpha(t_c - t_m)]$ 来估算在死亡登记数所对应时间区间中点上各 5 岁年龄组的人口数。然后将死亡申报数除以申报完

整率的估计值 c，以调整死亡申报数的不完整率。

历险人年数的估算是由 t_m 时点的人口估计数乘以死亡申报数所对应时间的长度 t 来计算的。故调整了死亡申报数不完整率后的死亡率可用如下公式估算：

$$_5m_x = \frac{_5D_x/c}{t \times _5N_x \exp[-\alpha(t_c - t_m)]} \tag{5-16}$$

（二）多次人口普查间接估计方法

1. Preston-Hill 一代人生存率估计方法

Brass 增长平衡方程估计方法（Brass，1975）的一个重要假定是稳定人口，Preston and Hill（1980）、Hill（1987）把这个条件放宽为没有迁移的非稳定人口，本章使用根据两次人口普查估计的年龄别增长率来取代人口稳定增长的假定。

首先需要根据两个时期的死亡人数来估算两个时点之间的死亡人数。

然后以 $N(x+)$ 表示累积的人口数，$D(x+)$ 表示死亡人数：

$$N(x+) = \sum_x^{A-5} {}_5N_x + {}_\infty N_A \tag{5-17}$$

$$D(x+) = \sum_x^{A-5} {}_5D_x + {}_\infty D_A \tag{5-18}$$

再计算历险人年数 $PYL(x+)$：

$$PYL(x+) = (t_2 - t_1)\left[{}_\infty N_x(t_1) \times {}_\infty N_x(t_2)\right]^{\frac{1}{2}} \tag{5-19}$$

其中 t_1 是第一次人口普查的时间，t_2 是第二次人口普查的时间。

估计人口中 x 岁的人口数可以表示为：

$$N(x) = \frac{t}{5}\left[{}_5N_{x-5}(t_1) \times {}_5N_x(t_2)\right]^{\frac{1}{2}} \tag{5-20}$$

部分出生率 $b(x+)$ 和部分死亡率 $d(x+)$ 可以表示为：

$$b(x+) = \frac{N(x)}{PYL(x+)} \tag{5-21}$$

$$d(x+) = \frac{D(x+)}{PYL(x+)} \tag{5-22}$$

部分增长率可以由下列公式计算：

$$r(x+) = \frac{{}_{\infty}N_x(t_2) - {}_{\infty}N_x(t_1)}{PYL(x+)} \tag{5-23}$$

为了估计死亡申报数的完整率 c，可以对部分出生率 $b(x+)$ 和部分死亡率 $d(x+)$ 作图，并用正交回归估算这些点所拟合直线的系数，公式如下：

$$b = \frac{\dfrac{1}{n-1}\sum_{i=1}^{n}(y_i - \mu_y)^2}{\dfrac{1}{n-1}\sum_{i=1}^{n}(x_i - \mu_x)^2} \tag{5-24}$$

$$\alpha = \mu_y - b\mu_x \tag{5-25}$$

其中，b 为该直线的斜率，α 为截距，y_i 代表 $b(x+)$，x_i 代表 $d(x+)$，μ_y 和 μ_x 分别代表了两组数的均值。

普查中人口登记的相对完整率 $\dfrac{k_1}{k_2}$，可通过 α 和 b 的值获得。通过假定 k_1 和 k_2 两者中较大者为 1，便可估算出 c。

$$\frac{k_1}{k_2} = \exp[\alpha(t_2 - t_1)] \tag{5-26}$$

因此，如果假定 $k_2 = 1$，则 $\dfrac{k_1}{k_2} < 1$，于是 $k_1 = \exp[\alpha(t_2 - t_1)]$，从而 $c = \dfrac{\exp[\alpha(t_2 - t_1)]}{b}$。

如果假定 $k_1 = 1$，则 $\dfrac{k_1}{k_2} > 1$，于是 $k_2 = \dfrac{1}{\exp[\alpha(t_2 - t_1)]}$，从而 $c = \dfrac{1}{b \times \exp[\alpha(t_2 - t_1)]}$。

然后对有漏报的普查人口数进行修正，通过用第一次人口普查的人口数除以 k_1 以及用第二次人口普查的人口数除以 k_2 来实现。

接着用申报的死亡人数除以申报完整率的估算值 c ，来对死亡人数的漏报进行调整。

调整过的历险人年数 $PYL^a(x,5)$ 为：

$$PYL^a(x,5) = (t_2 - t_1)\left[\frac{_5N_x(t_1)}{k_1} \times \frac{_5N_x(t_2)}{k_2}\right]^{\frac{1}{2}} \tag{5-27}$$

调整了死亡申报数不完整率后的死亡率可以用申报的死亡人数除以申报完整率的估算值 c ，再除以 $PYL^a(x,5)$ ，公式如下：

$$_5m_x = \frac{_5D_x/c}{PYL^a(x,5)} \tag{5-28}$$

2. Bennett-Horiuchi 非稳定人口估计方法

Bennettand Horiuchi（1981）拓展了估算相对于人口数而言的死亡人数申报的完整程度的 Preston-Coale 法，其核心思想是年龄 a 岁以上的未来死亡数等于当时的 a 岁以上的死亡数。

首先需要根据两个时期的死亡人数来估算两个时点之间的死亡人数。

年龄别增长率 r 可以根据两次人口普查人口数得出：

$$_5r_x = \frac{\ln[_5N_x(t_2)/_5N_x(t_1)]}{t_2 - t_1} + \delta \tag{5-29}$$

δ 被设定为从广义增长平衡法得出的截距。

死亡申报期间，达到年龄 x 岁的人口数可通过死亡申报数估算：

$$\hat{N}_x = \hat{N}_{x+5}\exp(5 \times {_5r_x}) + {_5D_x}\exp(2.5 \times {_5r_x}) \tag{5-30}$$

$$\hat{N}_A = {_\infty D_A}[\exp({_\infty r_A} \times e_A) - ({_\infty r_A} \times e_A)^2/6] \tag{5-31}$$

其中 A 为开放年龄组的起始年龄，${_\infty r_A}$ 为年人口增长率，e_A 为年龄为 A 的预期寿命。

死亡申报期间，年龄 x 岁至 $x+4$ 岁的人口数可通过五年内达到年龄 x 岁的人口数来估算，公式如下：

$$_5\hat{N}_x = 2.5 \times (\hat{N}_x + \hat{N}_{x+5}) \tag{5-32}$$

估算两次人口普查年间五岁组的人口数：

$$_5N_x = (t_2 - t_1) \left[_5N_x(t_1) \times _5N_x(t_2) \right]^{\frac{1}{2}} \qquad (5-33)$$

基于申报的死亡人数求得的年龄 x 岁至 $x+4$ 岁和 x 岁至 $A-1$ 岁的估计值与基于普查人口数据获得的相应估计值，可以求出两套比率。第一套比率是五岁年龄组的比率，可直接计算。第二套是从年龄 x 岁至开放年龄组 A 岁的比率，其中达到 x 岁至 $A-1$ 岁的人口数可视为 x 岁至 $A-5$ 岁区间各个五岁组人口数的累计。即：

$$_{A-x}\hat{N}_x = \sum_{a=x,5}^{A-5} \hat{N}_x \qquad (5-34)$$

为计算死亡率，首先需要对普查人口进行修正。如果 $\delta < 0$，这种修正可以通过将第一次人口普查人口数乘以 $\exp[-\delta(t_2 - t_1)]$，以及将第二次人口普查人口数乘以 1 得出。若 $\delta > 0$，则相反。

调整的历险人年数 $PYL^a(x,5)$ 由经过修正过的人口数的几何平均数乘以普查间隔期的长度（按年计算），用下式得出：

$$PYL^a(x,5) = (t_2 - t_1) \left\{ _5N_x(t_1) \exp[-\delta(t_2 - t_1) \times _5N_x(t_2)] \right\}^{\frac{1}{2}} \quad if \quad \delta < 0$$
$$(5-35)$$

$$PYL^a(x,5) = (t_2 - t_1) \left\{ _5N_x(t_1) \times _5N_x(t_2) \exp[-\delta(t_2 - t_1)] \right\}^{\frac{1}{2}} \quad if \quad \delta > 0$$
$$(5-36)$$

然后将死亡申报数除以申报完整率的估计值 c，以调整死亡数的不完整率，再将调整后的死亡数除以 $PYL^a(x,5)$ 得出调整了死亡申报不完整率后的死亡率。

$$_5m_x = \frac{_5D_x/c}{PYL^a(x,5)} \qquad (5-37)$$

（三）使用 Logit 相关模型生命表进行平滑

由于年龄别比率会出现较大波动，需要进行平滑处理。可以通过找到一个与所研究人口死亡率分布具有相同形状的分性别的标准生命表，对其进行 Brass 的 Logit 转换实现。例如，可以选择使用联合国模型生命表或 Coale-Demeny 模型生命表作为标准生命表。

为拟合这个模型，x 岁的人在未来 5 年内的死亡概率，可根据调整过的死亡率估算：

$$_5q_x = \frac{5 \times {_5m_x}}{1 + 2.5 \times {_5m_x}} \tag{5-38}$$

基于此，基准值 $l_5 = 1$ 的生命表可计算如下：

$$l_{x+5} = l_x(1 - {_5q_x}) \tag{5-39}$$

系数 α 和 β 由拟合的 Logit 相关模型确定如下：

$$\gamma_x = \alpha + \beta\gamma_x^s \tag{5-40}$$

其中

$$\gamma_x = 0.5 \times \ln\left(\frac{1 - l_x}{l_x}\right) \tag{5-41}$$

上标 s 则表示标准生命表。

通过运用系数 α 和 β，拟合的生命表可由标准生命表估算如下：

$$\gamma_x^{fitted} = \alpha + \beta\gamma_x^s \tag{5-42}$$

$$l_x^{fitted} = \frac{1}{1 + \exp(2 \times \gamma_x^{fitted})} \tag{5-43}$$

平滑后的死亡率可用生命表推导如下：

$$_5m_x^{fitted} = \frac{l_x^{fitted} - l_{x+5}^{fitted}}{T_x - T_{x+5}} \tag{5-44}$$

$$_\omega m_x^{fitted} = \frac{l_x^{fitted}}{T_x} \tag{5-45}$$

其中

$$T_x = T_{x+5} + \frac{5}{2}(l_x^{fitted} + l_{x+5}^{fitted}) \tag{5-46}$$

ω 为生命表最高年龄。

三　数据来源

本章使用的数据来自 1982 年、1990 年、2000 年和 2010 年四次人口普查数据。关于数据质量问题在前面的章节已经讨论过，本章直接使用人口普查数据，原因如下。第一，为了确保不同时点死亡数据的可比性，已有的研究和经验说明，1982 年人口普查死亡数据的准确性较高，因此本章选取 1982 年全国生命表作为标准生命表。这样的调整方法肯定存在不足之处，但由于对不同时点死亡数据的修正采用了同一方法，因而在一定程度上保证了不同时点数据的可比性。第二，本章使用国家统计局系统的数据，即使存在漏报，系统内部的漏报可能具有某种规律性。如果引入其他数据例如国家公安部门或者卫生部门数据对人口普查数据进行调整，不同系统的数据带来的差异可能会更大，而且难以确定这种差异是否来源于数据的漏报问题或者不同系统之间数据登记口径的不同。

四　研究结果

1. 单次人口普查结果

表 5 - 1 描述的是使用 Brass 增长平衡方程估计方法和 Preston-Coale 成人死亡率估计方法计算死亡登记的完全性因子，然后估算得到人口普查数据漏报情况。Brass 增长平衡方程估计方法计算得到在 1990 年、2000 年和 2010 年女性人口死亡漏报率大致在 34% ～40% 之间，男性人口死亡漏报率大约在 36% ～49% 之间，而在 1990 年男性人口死亡漏报率低于女性，2000 年和 2010 年是女性人口死亡漏报率高于男性。Preston-Coale 成人死亡率估计方法估计得到死亡人口漏报率略高于 Brass 增长平衡方程估计方法，2010 年女性人口死亡漏报率高达 54%，男性人口死亡漏报率为 44%。

对单次人口普查死亡率进行调整的过程如下：首先，使用 Brass 增长平衡方程估计方法和 Preston-Coale 成人死亡率估计方法对人口普查数据中的死亡率进行调整；其次，使用 Logit 相关模型生命表对调整后的死亡率进行拟合，得到一组平滑的死亡率；最后，用平滑后的死亡率生成生命表，得到人口预期寿命的估算值。

表 5 – 1　死亡登记的完全性因子

年份	女性		男性	
	Brass 方法	Preston-Coale 方法	Brass 方法	Preston-Coale 方法
1990	0.63	0.55	0.65	0.71
2000	0.67	0.62	0.64	0.62
2010	0.60	0.45	0.59	0.56

数据来源：根据 1982 年、1990 年、2000 年和 2010 年人口普查数据计算。

图 5 – 1 和图 5 – 2 展示了 Brass 增长平衡方程估计方法和 Preston-Coale 成人死亡率估计方法两种方法调整得到的 1990 年男性和女性人口的预期寿命和死亡率。1990 年人口普查数据中得到 1 ~ 4 岁女性死亡率为 2.45‰，男性死亡率为 2.32‰；60 ~ 64 岁女性死亡率为 14.71‰，男性死亡率为 22.56‰。通过比较 Brass 增长平衡方程估计方法和 Preston-Coale 成人死亡率估计方法估计得到的年龄别死亡率与死亡率观测值，发现 1990 年老年人口死亡漏报情况较为严重。

根据人口普查数据计算得到 1990 年 1 岁女性人口预期寿命为 73.09 岁，男性人口预期寿命为 69.18 岁；60 岁女性人口预期寿命为 19.15 岁，男性人口预期寿命为 16.22 岁。通过 Brass 增长平衡方程估

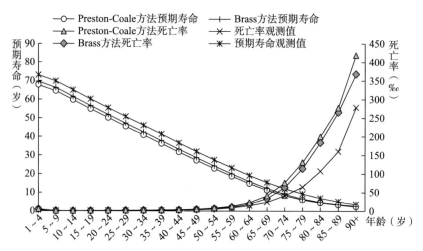

图 5 – 1　1990 年调整后女性人口死亡率和人口预期寿命

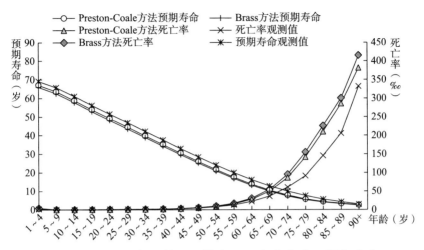

图 5 – 2　1990 年调整后男性人口死亡率和人口预期寿命

计方法和 Preston-Coale 成人死亡率估计方法调整死亡率，得到 1 岁女性人口预期寿命分别为 69.62 岁和 67.76 岁，男性人口预期寿命分别为 66.03 岁和 67.10 岁；60 岁女性人口预期寿命分别为 15.95 岁和 14.80 岁，男性人口预期寿命分别为 13.17 岁和 13.79 岁。

图 5 – 3 和图 5 – 4 展示了 Brass 增长平衡方程估计方法和 Preston-Coale 成人死亡率估计方法两种方法调整得到的 2000 年男性和女性人口的预期寿命和死亡率。2000 年人口普查数据中得到 1 ~ 4 岁女性死亡率为 1.49‰，男性死亡率为 1.48‰；60 ~ 64 岁女性死亡率为 11.43‰，男性死亡率为 17.92‰。通过比较 Brass 增长平衡方程估计方法和 Preston-Coale 成人死亡率估计方法估计得到的年龄别死亡率与死亡率观测值，发现 2000 年老年人口死亡漏报情况较为严重，男性老年人口死亡漏报率高于女性老年人口死亡漏报率。

根据人口普查数据计算得到 2000 年 1 岁女性人口预期寿命为 75.79 岁，男性人口预期寿命为 71.30 岁；60 岁女性人口预期寿命为 20.55 岁，男性人口预期寿命为 17.58 岁。Brass 增长平衡方程估计方法和 Preston-Coale 成人死亡率估计方法得出 1 岁女性人口预期寿命分别为 73.40 岁和 73.02 岁，男性人口预期寿命分别为 68.26 岁和 68.02 岁；60 岁女性人口预期寿命分别为 17.83 岁和 17.67 岁，男性人口预期寿命分别为 14.30 岁和 14.18 岁。

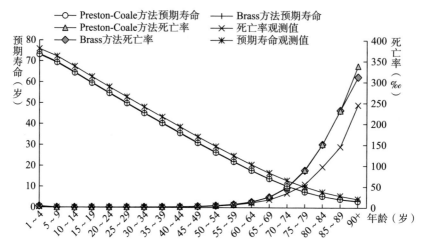

图 5 - 3　2000 年调整后女性人口死亡率和人口预期寿命

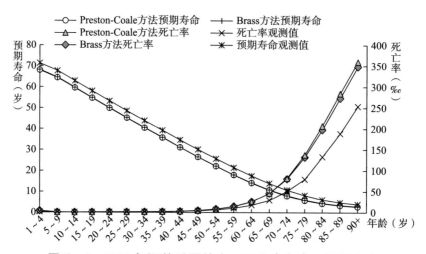

图 5 - 4　2000 年调整后男性人口死亡率和人口预期寿命

图 5 - 5 和图 5 - 6 展示了 Brass 增长平衡方程估计方法和 Preston-Coale 成人死亡率估计方法两种方法调整得到的 2010 年男性和女性人口的预期寿命和死亡率。2010 年人口普查数据中得到 1 ~ 4 岁女性死亡率为 0.59‰，男性死亡率为 0.69‰；60 ~ 64 岁女性死亡率为 7.49‰，男性死亡率为 13.02‰。通过比较 Brass 增长平衡方程估计方法和 Preston-Coale 成人死亡率估计方法估计得到的年龄别死亡率与死亡率观测值，发现 2010 年老年人口死亡漏报情况较为严重，男性老年人口死亡漏报率高于女性老年人口死亡漏报率。

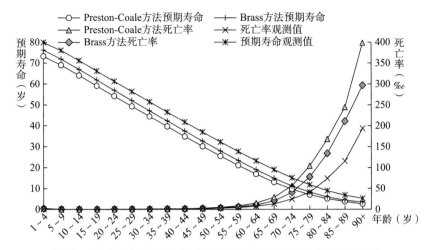

图 5 － 5　2010 年调整后女性人口死亡率和人口预期寿命

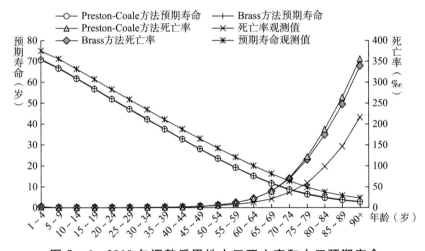

图 5 － 6　2010 年调整后男性人口死亡率和人口预期寿命

根据人口普查数据计算得到 2010 年 1 岁女性人口预期寿命为 79.84 岁，男性人口预期寿命为 74.97 岁；60 岁女性人口预期寿命为 23.21 岁，男性人口预期寿命为 20.1 岁。Brass 增长平衡方程估计方法和 Preston-Coale 成人死亡率估计方法得出 1 岁女性人口预期寿命分别为 76.22 岁和 73.13 岁，男性人口预期寿命分别为 70.96 岁和 70.65 岁；60 岁女性人口预期寿命分别为 19 岁和 16.85 岁，男性人口预期寿命分别为 15.36 岁和 15.19 岁，两种方法得出的结论差距较小，与舒星宇等（2014）所得出的结果基本相同。

Brass 增长平衡方程估计方法和 Preston-Coale 成人死亡率估计方法假定研究的人口为稳定人口，即人口的出生率和死亡率在一定时期内保持不变。虽然我国人口是非稳定人口，但是本章使用这两种间接估计方法对我国人口死亡率和人口预期寿命进行估计，其估算结果可以解释为我国人口死亡率的上限值，因而估算的人口预期寿命偏低。

2. 多次人口普查结果

由表 5 - 2 可以得出，1982 ~ 1990 年两次人口普查中，Preston-Hill 一代人生存率估计方法和 Bennett-Horiuchi 非稳定人口估计方法均估计了死亡漏报情况，Bennett-Horiuchi 非稳定人口估计方法估计女性人口死亡漏报率高于 Preston-Hill 一代人生存率估计方法，男性人口死亡漏报结果相差不大。2000 ~ 2010 年两次人口普查中，Bennett-Horiuchi 非稳定人口估计方法计算得出女性漏报最严重，达到 49%，Preston-Hill 一代人生存率估计方法得出女性漏报率为 33%，男性人口死亡漏报率低于女性。

表 5 - 2　死亡登记的完全性因子

年份	女性		男性	
	Preston-Hill 方法	Bennett-Horiuchi 方法	Preston-Hill 方法	Bennett-Horiuchi 方法
1982 ~ 1990	0.50	0.44	0.51	0.50
1990 ~ 2000	0.67	0.79	0.69	0.66
2000 ~ 2010	0.67	0.51	0.70	0.59

数据来源：根据 1982 年、1990 年、2000 年和 2010 年人口普查数据计算。

对多次人口普查死亡率进行调整的过程如下：首先，使用 Preston-Hill 一代人生存率估计方法和 Bennett-Horiuchi 非稳定人口估计方法对相邻两次人口普查数据中的死亡率进行调整；其次，使用 Logit 相关模型生命表对调整后的死亡率进行拟合，得到一组平滑的死亡率；最后，用平滑后的死亡率生成生命表，得到人口预期寿命的估算值。

图 5 - 7 和图 5 - 8 展示了 Preston-Hill 一代人生存率估计方法和

Bennett-Horiuchi 非稳定人口估计方法两种方法调整得到的 1982 年和 1990 年两次人口普查的男性和女性人口预期寿命和死亡率。1982 年和 1990 年两次人口普查数据计算得到 1 ～ 4 岁女性人口死亡率为 3.40‰，男性人口死亡率为 3.10‰；60 ～ 64 岁女性人口死亡率为 15.72‰，男性人口死亡率为 23.20‰。使用 Preston-Hill 一代人生存率估计方法和 Bennett-Horiuchi 非稳定人口估计方法调整死亡率，在 1982 年和 1990 年两次人口普查中，老年人口死亡漏报情况严重，男性老年人口死亡漏报率远高于女性老年人口死亡漏报率。

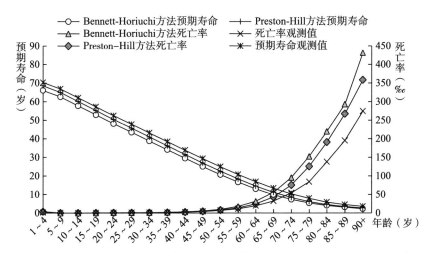

图 5－7　1982 年和 1990 年调整后女性人口死亡率和人口预期寿命

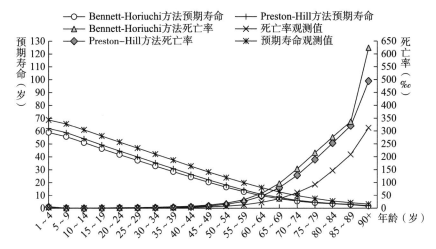

图 5－8　1982 年和 1990 年调整后男性人口死亡率和人口预期寿命

使用 Preston-Hill 一代人生存率估计方法和 Bennett-Horiuchi 非稳定人口估计方法两种方法估算得到 1982~1990 年人口普查的预期寿命，1 岁女性人口预期寿命分别为 66.08 岁和 68.57 岁，1 岁男性人口预期寿命分别为 62.10 岁和 58.93 岁；60 岁女性人口预期寿命分别为 14.32 岁和 14.18 岁，60 岁男性人口预期寿命分别为 11.00 岁和 9.86 岁。

图 5-9 和图 5-10 展示了 Preston-Hill 一代人生存率估计方法和 Bennett-Horiuchi 非稳定人口估计方法两种方法调整得到的 1990 年和 2000 年两次人口普查的男性和女性人口预期寿命和死亡率。1990 年

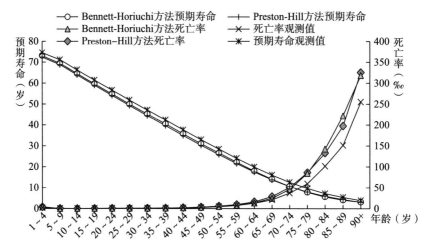

图 5-9　1990 年和 2000 年调整后女性人口死亡率和人口预期寿命

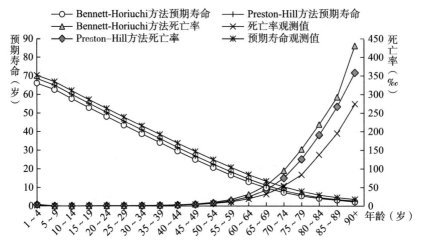

图 5-10　1990 年和 2000 年调整后男性人口死亡率和人口预期寿命

和2000年两次人口普查数据计算得到1～4岁女性人口死亡率为2.09‰，男性人口死亡率为1.98‰；60～64岁女性人口死亡率为12.91‰，男性人口死亡率为19.99‰。使用Preston-Hill一代人生存率估计方法和Bennett-Horiuchi非稳定人口估计方法调整死亡率，在1990年和2000年两次人口普查中，老年人口死亡漏报情况严重，男性老年人口死亡漏报率远高于女性老年人口死亡漏报率。

采用Preston-Hill一代人生存率估计方法和Bennett-Horiuchi非稳定人口估计方法估算得到1990～2000年人口普查的预期寿命，1岁女性预期寿命分别为72.38岁和73.06岁，男性人口预期寿命分别为68.57岁和66.08岁；60岁女性预期寿命分别为17.55岁和18.03岁，男性人口预期寿命分别为14.66岁和13.11岁。

图5-11和图5-12展示了Preston-Hill一代人生存率估计方法和Bennett-Horiuchi非稳定人口估计方法两种方法调整得到的2000年和2010年两次人口普查的男性和女性人口预期寿命和死亡率。这两种间接估计方法对男性人口死亡率的调整结果相近，因此，估算得到的人口预期寿命差别较小。对女性人口死亡率的调整结果显示Bennett-Horiuchi非稳定人口估计方法低于Preston-Hill一代人生存率估计方法。老年人口死亡漏报情况较为严重。

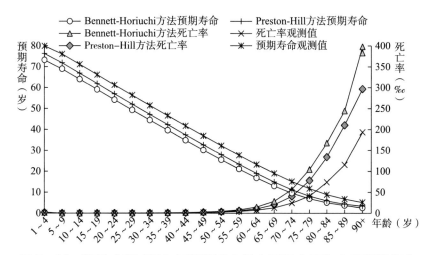

图5-11　2000年和2010年调整后女性人口死亡率和人口预期寿命

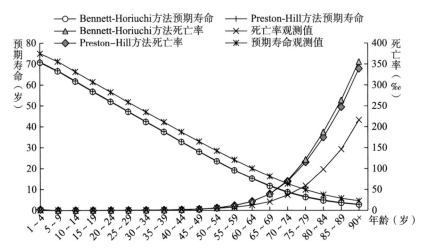

图 5 – 12 2000 年和 2010 年调整后男性人口死亡率和人口预期寿命

利用 Preston-Hill 一代人生存率估计方法和 Bennett-Horiuchi 非稳定人口估计方法估算得出 2000 ~ 2010 年 1 岁女性人口预期寿命分别为 76. 22 岁和 73. 13 岁，男性人口预期寿命分别为 66. 68 岁和 67. 97 岁；60 岁女性人口预期寿命分别为 19. 29 岁和 16. 17 岁，男性人口预期寿命分别为 12. 44 岁和 13. 80 岁。

五　本章小结

中国的死亡数据漏报问题比较严重，导致死亡水平一直存在争议。本章希望使用尽可能多的数据，通过不同方法多种结果的比较，进一步了解中国死亡水平，为完善服务政策提供借鉴和依据。

对于单次人口普查死亡人口漏报情况，1990 年女性人口死亡漏报率高于男性；2010 年，Brass 增长平衡方程估计方法估算的女性人口死亡漏报率低于男性，而 Preston-Coale 成人死亡率估计方法估计的男性死亡漏报率高于女性。采用这两种估计方法与死亡率观测值比较，发现老年人口死亡漏报情况较为严重。使用这两种间接估计方法得到的人口预期寿命均低于人口预期寿命观测值，1990 年和 2000 年采用两种方法得到的人口预期寿命结果相差不大，但在 2010 年，Preston-Coale 成人死亡率估计方法估计得到的女性人口预期寿命明显高于 Brass 增长平衡方程估计方法估计得到的女性人口预期寿命。

　　对于相邻两次人口普查估算死亡人口漏报情况，Bennett-Horiuchi 非稳定人口估计方法估算死亡人口漏报率高于 Preston-Hill 一代人生存率估计方法，女性人口漏报程度高于男性。因而，Bennett-Horiuchi 非稳定人口估计方法估算人口死亡率高于 Preston-Hill 一代人生存率估计方法，老年人口死亡漏报情况较为严重。从两次普查年间调整后的结果可以看出，Preston-Hill 一代人生存率估计方法得出的人口预期寿命高于 Bennett-Horiuchi 非稳定人口估计方法估计的人口预期寿命。对于男性而言，1982～1990 年两种方法得出的人口预期寿命结果相差较大；对于女性而言，1982～1990 年和 2000～2010 年两种方法得出的人口预期寿命结果相差较大。

　　本章采用四种间接估计方法，发现人口普查的死亡数据存在漏报。许多学者也利用各种方法估计和修正死亡数据，估计和修正的方法不统一，也没有一个普遍接受的结果。但各种方法的结果都表明，中国人口死亡水平显著下降，人口预期寿命不断上升。

第六章　死亡指标的区域差异

一　引言

中国各地区的经济发展程度不一致，人口死亡水平也存在差异（程明梅、杨朦子，2015；杨东亮、王晓璐，2016；周脉耕等，2016）。以 2010 年为例，某些发达地区如北京、上海和天津的人口预期寿命已超过 80 岁，而部分西部地区如西藏、云南、青海、宁夏等人口预期寿命还不到 75 岁。周脉耕等（2016）通过分析全球疾病负担研究（GBD）中关于中国分省疾病负担研究的数据，发现中国预期寿命和健康预期寿命较高的是上海、北京、香港、澳门、浙江、江苏、天津和广东等发达省份，较低的是西藏、青海、贵州、新疆和云南等西部省份。程明梅和杨朦子（2015）验证了城镇化对居民健康的影响存在显著的地域差异，城镇化对东、中部地区居民健康的促进作用明显高于西部地区。

一个国家或地区的死亡水平，是衡量和评价居民健康程度、福利水平及社会经济和医疗卫生状况等的重要指标。死亡分析中常用的指标很多，本章使用全国和分省份的人口普查数据，使用粗死亡率、婴儿死亡率、5 岁以下儿童死亡率和人口预期寿命指标，分析中国不同地区的死亡水平变化趋势。

二　研究方法

本章选取粗死亡率、婴儿死亡率、5 岁以下儿童死亡率和人口预期寿命指标来反映中国人口死亡水平。CDR（Crude Death Rate）表示粗死亡率，IMR（Infant Mortality Rate）表示婴儿死亡率，CM（Child Mortality）表示 5 岁以下儿童死亡率；D 表示某时期内（通常为 1 年）死亡人数，P 为同期的平均人口数。具体公式如下：

1. 粗死亡率

粗死亡率是指某时期内（通常为 1 年）死亡人数与该时期的平均人口数之比，计算公式为：

$$CDR = \frac{D}{\bar{P}} \times 1000\% \qquad (6-1)$$

2. 婴儿死亡率

婴儿死亡率是活产婴儿出生后在 1 周岁前死亡的概率。计算婴儿死亡率的具体方法可以参考曾毅等（2011）的详细介绍。在本章中，我们依据人口普查中提供的 0 岁死亡率 m_0，根据 0 岁死亡率和婴儿死亡率的如下关系计算婴儿死亡率，计算公式为：

$$IMR = \frac{m_0}{1 + (1 - {}_1a_0)m_0} \qquad (6-2)$$

其中 ${}_1a_0$ 表示出生之后在 1 周岁之前死亡婴儿平均存活年数，选用 Coale-Demeny 经验值 ${}_1a_0 = 0.34$。

3. 5 岁以下儿童死亡率

5 岁以下儿童死亡率是指活产婴儿出生后在达到 5 周岁之前死亡的概率。与上面计算婴儿死亡率类似，本章借助于人口普查数据中的 0 岁和 1~4 岁死亡率，计算得到 5 岁以下儿童死亡率，公式如下：

$$CM = 1 - \left(1 - \frac{m_0}{1 + (1 - {}_1a_0) \times m_0}\right) \times \left(1 - \frac{4 \times {}_4m_1}{1 + (4 - {}_4a_1) \times {}_4m_1}\right) \quad (6-3)$$

其中 ${}_4a_1$ 是 1~4 岁儿童死亡人数在 1~4 岁时间内平均存活年数，选用 Coale-Demeny 经验值 ${}_4a_1 = 1.3565$。

4. 人口预期寿命

人口预期寿命是一个综合性指标，是反映人口死亡水平的最重要的指标之一。它不受年龄结构的限制，可以对不同地区、不同时点之间死亡水平进行比较，是衡量人口生活质量的主要指标。本章采用单递减生命表方法计算全国和各省份年龄别人口预期寿命。

三　数据来源

本章使用 1982 年、1990 年、2000 年和 2010 年四次人口普查中死亡数据考察各省份人口死亡水平的变化情况。在这四次人口普查数据中，缺失的省份是重庆（1997 年成立）、海南（1988 年设立）、西藏（1982 年未统计人口死亡数据）、上海（1982 年的人口死亡数据未查到）。

四　研究结果

社会经济的发展，促进了医疗水平的提高、养老制度的逐步完善和城镇生产生活水平的提高，从而推动了粗死亡率、婴儿死亡率和 5 岁以下儿童死亡率下降和人口预期寿命提高（齐亚强、牛建林，2015；周脉耕等，2016）。

（一）　粗死亡率

从图 6-1 可以看出，1982 年到 2010 年全国粗死亡率呈现下降趋势，从 1982 年粗死亡率 6.30‰下降到 2010 年 5.58‰，下降 0.72 个千分点。其中 1982~1990 年下降速度缓慢，1990~2010 年 20 年间粗死亡率下降较快，下降 0.70 个千分点。

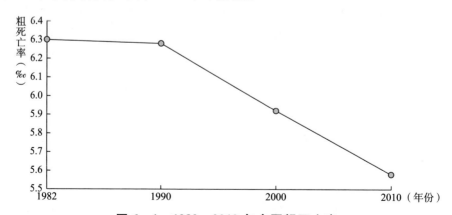

图 6-1　1982~2010 年全国粗死亡率

　　图6-2是1982~2010年各省份的粗死亡率变化情况。1982年、1990年和2000年粗死亡率较高的省份主要集中在西部地区，以西南地区为高值聚集中心；粗死亡率较低的省份聚集区域主要分布在华北、东北和南部沿海省份，其低值中心是以黑龙江为代表的东北地区；各省份粗死亡率整体趋势是由东向西逐渐升高。2010年各省份粗死亡率在整体上呈现北部粗死亡率较低，西南地区和环渤海附近省份粗死亡率较高的特点。

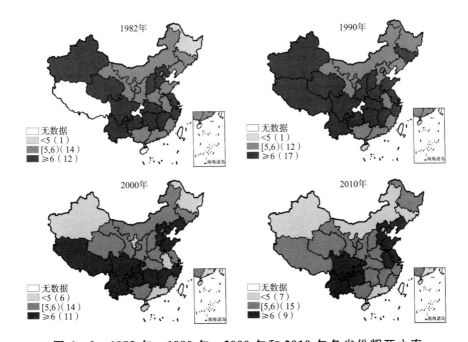

图6-2　1982年、1990年、2000年和2010年各省份粗死亡率

　　注：本书所使用的地图均来源于国家测绘地理信息局官网，审图号为GS（2016）2892号标准地图，下图不再一一说明。

（二）婴儿死亡率

　　图6-3描述了1982年到2010年全国婴儿死亡率逐步下降的趋势。1982年到1990年婴儿死亡率从33.58‰下降到27.14‰，下降了6.44个千分点；1990年到2000年婴儿死亡率下降了0.71个千分点，2000年到2010年婴儿死亡率下降了13.44个千分点。

　　图6-4是1982年、1990年、2000年和2010年各省份婴儿死亡

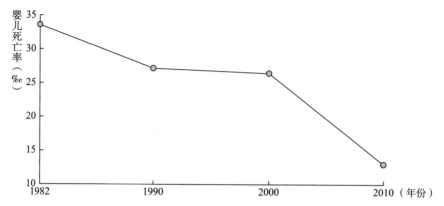

图6-3　1982年、1990年、2000年和2010年全国婴儿死亡率

率变化情况。1982年到2010年婴儿死亡率从东向西逐渐降低，西部地区婴儿死亡率高于东部地区。1982年婴儿死亡率普遍较高，沿海地区较低。1990年和2000年婴儿死亡率较高的省份主要聚集在中西部地区，东部地区由于社会经济发展迅速和医疗水平的提高，婴儿死亡率相对较低。2010年婴儿死亡率较高的省份聚集在西南地区。因此，不同省份之间婴儿死亡率存在着明显的差异。

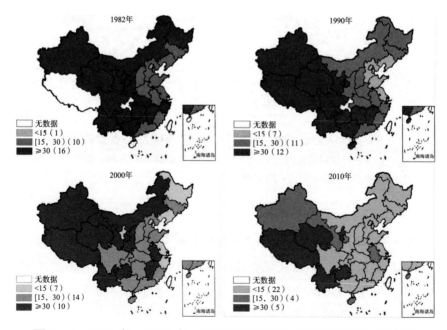

图6-4　1982年、1990年、2000年和2010年各省份婴儿死亡率

（三）5 岁以下儿童死亡率

图 6－5 展示了 1982 年到 2010 年全国 5 岁以下儿童死亡率逐步下降的趋势。1982 年到 1990 年 5 岁以下儿童死亡率从 50.04‰下降到 36.34‰，下降了 13.70 个千分点；1990 年到 2000 年 5 岁以下儿童死亡率下降了 4.17 个千分点，2000 年到 2010 年 5 岁以下儿童死亡率下降了 16.65 个千分点。

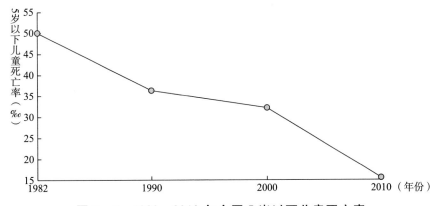

图 6－5　1982～2010 年全国 5 岁以下儿童死亡率

图 6－6 展示了 1982 年到 2010 年各省份 5 岁以下儿童死亡率变化情况。5 岁以下儿童死亡率随着时间的推移依次呈现由东向西阶梯式降低趋势，并且西部地区 5 岁以下儿童死亡率高于东部地区。1982 年和 1990 年 5 岁以下儿童死亡率普遍较高。与 1982 年、1990 年 5 岁以下儿童死亡率相比，2000 年 5 岁以下儿童死亡率较高的省份主要聚集在中西部地区。2010 年 5 岁以下儿童死亡率普遍较低，5 岁以下儿童死亡率较高的省份主要聚集在西部地区。从各省份来看，不同人口普查时点的 5 岁以下儿童死亡率存在着明显的地区差异，并且三十年间各地的减小幅度不一致。

（四）人口预期寿命

图 6－7 数据显示，伴随着医疗水平的提高和社会经济的发展，1982 年到 2010 年人口预期寿命逐渐增长，三十年间人口预期寿命增加了 9.81 岁，相邻两次人口普查间的增长速度逐渐增加，分别为 1.87 岁、2.41 岁和 5.52 岁。

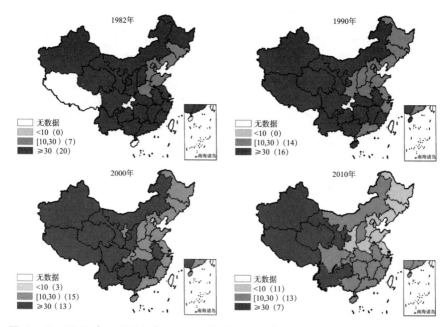

图 6-6　1982 年、1990 年、2000 年和 2010 年各省份 5 岁以下儿童死亡率

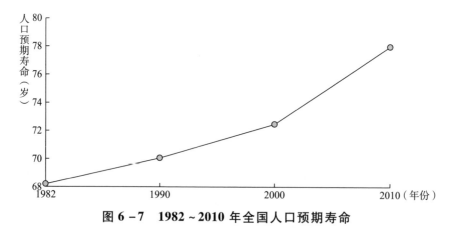

图 6-7　1982～2010 年全国人口预期寿命

　　图 6-8 展示了 1982 年到 2010 年各省份人口预期寿命变化趋势：
人口预期寿命呈现由东向西阶梯式下降趋势，东部地区的人口预期寿
命高于中部地区，西部地区最低。东部地区社会经济发展较快，医疗
水平较高，养老服务制度比较完善，人口预期寿命较高。从各省份来
看，不同人口普查时点的人口预期寿命存在着明显的地区差异，并且
三十年间各地人口预期寿命的增长幅度也存在差异。

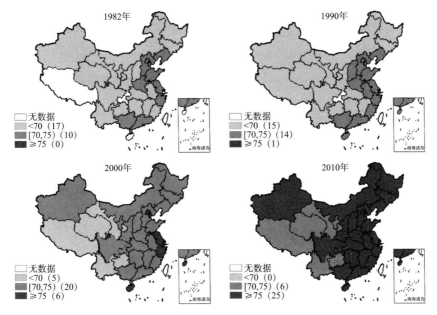

图 6 – 8　1982 ～ 2010 年各省份人口预期寿命

五　本章小结

本章展示了粗死亡率、婴儿死亡率、5 岁以下儿童死亡率和人口预期寿命等死亡指标的变化趋势。使用中国地图从省级层面分析死亡指标，不同人口普查时点各省份粗死亡率、婴儿死亡率、5 岁以下儿童死亡率和人口预期寿命均存在较大的差异。1982 年到 2010 年各省份的粗死亡率、婴儿死亡率和 5 岁以下儿童死亡率呈现由东向西阶梯式上升趋势，而人口预期寿命呈现由东向西阶梯式下降趋势。

随着中国社会经济的发展和医疗水平的提高，各省份的死亡水平逐渐降低并且差距也逐渐缩小。但是不同省份之间的差异依然存在，东部地区的死亡水平低于中部地区，西部地区的死亡水平最高。中国死亡水平的地区差异表明，不同区域在制定政策时需要因地制宜，采取有针对性的措施，促进人口与社会长期、均衡和可持续发展。

第七章　全年龄人口死亡模型

一　引言

人口年龄是与死亡水平相关的变量。死亡模式随着年龄的变化而变化，大致分成三个阶段：婴幼儿死亡率随着年龄的增加而降低，成人死亡率随着年龄的增加而缓慢上升，老年阶段死亡率随着年龄的增加而迅速上升。

估算全年龄人口死亡模型的方法大致分为两类。一类是依据经验数据反映死亡模式及其变化的方式生成模型生命表，应用比较广泛的是 Coale-Demeny 模型生命表和联合国模型生命表。这些模型生命表是基于以往较高死亡率数据建立的，对于当前较低的人口死亡率来说，使用这些模型生命表将会造成年龄别死亡率的错误估计（Coale and Guo，1989；Wilmoth et al.，2012；张震等，2017）。另一类是通过实际数据估算或者模拟的方式建立年龄别死亡模型，比较常用的模型有：Gompertz 模型、Gompertz-Makeham 模型、Weibull 模型、Logistic 模型、Heligman-Pollard 模型（Gompertz，1825；Makeham，1860；Perks，1932；Weibull and Sweden，1951；Heligman and Pollard，1980；Bongaarts，2005）。Gompertz（1825）构建了人口年龄别死亡模型，Bongaarts（2005）认为 Gompertz 模型能很好地拟合成人死亡率，但低估了 40 岁以下年轻成年人死亡率和高估了 80 岁以上高龄老年人口死亡率。Makeham（1860）在 Gompertz 模型的基础上增加一个常数项，该方法改善了年轻成年人死亡率的拟合，但未解决高龄老年人口死亡率被高估的问题。不同于 Gompertz 模型中死亡率以固定比例增加的情况，一些学者提出了死亡率随年龄变化的模型，如 Logistic 模型、Kannisto 模型和 Heligman-Pollard 模型（Perks，1932；Heligman and Pollard，1980；Kannisto，1994）。

考虑死亡模型的适用范围，有些模型仅适用于部分年龄区间，如 Weibull 模型适用于儿童少年期（Weibull and Sweden，1951）；Gompertz-Makeham 模型和 Logistic 模型适用于老年人口（Makeham，1860；Perks，1932）；Quadratic 模型适用于 85 ~ 110 岁人口（Coale and Kisker，1990）。研究全年龄人口死亡模型的比较少，一些研究把全年龄分成三段：婴幼儿和儿童期、成人期和老年期，其中老年期通常采用 Gompertz 模型。Siler（1979）在 Gompertz 模型的基础上增加了两项反映婴幼儿和未成熟期的死亡率 $\mu(x) = \alpha_1 e^{-B_1 x} + \gamma + \alpha_2 e^{\beta_1 x}$。Heligman and Pollard（1980）认为死亡模型应该反映各年龄的死亡率，因此构建了形式为 $q_x / p_x = A^{(x+B)^C} + D e^{-E(\ln x - \ln F)^2} + G H^x$ 的模型。全年龄人口死亡模型的结构比较复杂，尤其是 Heligman-Pollard 模型是由 3 个非线性函数构成，函数参数估计较为复杂，难以应用到实际中。

以上死亡模型的共同特点是使用大量死亡率数据对模型中的系数进行拟合，但如果没有较为详细的年龄别死亡率数据则无法拟合这些模型。本章选用 8 种统计模型，比较不同形式下死亡模型的优缺点，并使用中国人口普查数据拟合全年龄人口死亡模式，选出适合中国的死亡模型。

二　研究方法

本章使用多种累积分布函数拟合人口累计死亡概率。得到累计死亡概率的具体计算过程为：（1）通过人口普查死亡数据得到年龄别死亡率（m_x），然后近似计算得到年龄别死亡概率 $q_x = \dfrac{m_x}{1 + (1 - a_x) \times m_x}$；（2）以 0 岁年龄为基点，通过年龄别死亡概率计算得到出生之后存活到确切年龄 x 岁的概率，可表示为 $S_{0x} = \dfrac{l_x}{l_0} = (1 - q_0)(1 - q_1) \cdots (1 - q_{x-1})$；

（3）进一步计算得到累计死亡概率 $L_{0x} = 1 - S_{0x}$，以此作为累计分布函数。

在模型中，统一使用 x 表示年龄，θ 表示尺度参数（Scale Parameter），κ 表示形状参数（Shape Parameter），μ 表示位置参数（Location Parameter）。具体的累积分布函数公式如下。

1. 威布尔分布（Weibull distribution）

$$F(x;\theta,\kappa) = 1 - \exp\left[-\left(\frac{x}{\theta}\right)^{\kappa}\right], x \geq 0, \theta > 0, \kappa > 0 \qquad (7-1)$$

2. 伽马分布（Gamma distribution）

$$F(x;\theta,\kappa) = \frac{e^{-1/\theta}}{\theta^{\kappa}}\frac{\gamma(\kappa,x)}{\Gamma(\kappa)}, x \geq 0, \theta > 0, \kappa > 0 \qquad (7-2)$$

其中 $\gamma(\kappa,x)$ 是下不完全伽马函数（the lower incomplete gamma function）。

下不完全伽马函数的定义是：$\gamma(k,x) = \int_0^x t^{k-1}e^{-t}\mathrm{d}t$

3. 冈泊茨分布（Gompertz distribution）

$$F(x;\theta,\kappa) = 1 - \exp[-\kappa(e^{\theta x} - 1)], x \geq 0, \theta > 0, \kappa > 0 \qquad (7-3)$$

4. 冈泊茨 - 麦克汉姆分布（Gompertz-Makeham distribution）

$$F(x;\theta,\kappa,\gamma) = 1 - \exp\left[-\gamma x - \frac{\theta}{\kappa}(e^{\kappa x} - 1)\right], x \geq 0, \theta > 0, \kappa > 0, \gamma > 0$$

$$(7-4)$$

5. 逻辑分布（Logistic distribution）

$$F(x;\theta,\mu) = \frac{1}{1 + e^{-(x-\mu)/\theta}}, x \geq 0, \theta > 0, \mu \geq 0 \qquad (7-5)$$

6. 对数 - 逻辑分布（Log-logistic distribution）

$$F(x;\theta,\kappa) = \frac{x^{\kappa}}{\theta^{\kappa} + x^{\kappa}}, x \geq 0, \theta > 0, \kappa > 0 \qquad (7-6)$$

7. 对数 – 正态分布（Log-normal distribution）

$$F(x;\mu,\sigma) = \Phi\left(\frac{\ln x - u}{\sigma}\right), x > 0, \sigma > 0, \mu \in (-\infty,\infty) \qquad (7-7)$$

8. 逆高斯分布（Inverse Gaussian distribution）

$$F(x;\mu,\kappa) = \Phi\left[\sqrt{\frac{\kappa}{x}}\left(\frac{x}{\mu} - 1\right)\right] + \exp\left(\frac{2\kappa}{\mu}\right)\Phi\left[-\sqrt{\frac{\kappa}{x}}\left(\frac{x}{\mu} + 1\right)\right],$$

$$x > 0, \mu > 0, \kappa > 0 \qquad (7-8)$$

三　数据来源

本章采用 1982 年、1990 年、2000 年和 2010 年四次人口普查的死亡数据，使用 MATLAB R2019b 软件对以上 8 种累计分布函数进行模拟，得到模型参数和拟合结果。

四　拟合结果

（一）拟合参数

本章对 1982 年、1990 年、2000 年和 2010 年人口普查数据中累计死亡概率进行拟合，得到参数、残差平方和和拟合优度（见表 7 – 1）。通过表 7 – 1 可以看出，不同模型估计的尺度参数和形状参数也存在差异，从模型拟合效果的角度分析，Gompertz 模型和 Gompertz-Makeham 模型拟合结果的 SSE 比较小，Adjusted R^2 基本接近于 1，拟合效果较好。而 Gamma 模型的 SSE 较大，Adjusted R^2 较小，拟合效果较差。

表 7 – 1　1982 年、1990 年、2000 年和 2010 年数据模型拟合参数

模型	参数			SSE	Adjusted R^2
	尺度参数	形状参数	位置参数		
1982 年					
Weibull	77.3406	5.4724		0.2387	0.9784
Gamma	0.9869	71.6754		0.7134	0.9355
Gompertz	0.0735	0.0033		0.1305	0.9882
Gompertz-Makeham	0.1079	616.6523	0.0024	0.0266	0.9976

续表

模型	参数			SSE	Adjusted R²
	尺度参数	形状参数	位置参数		
Logistic	71.8978	9.3514		0.2668	0.9759
Log-logistic	71.4898	8.1701		0.4022	0.9637
Log-normal	4.2683	0.2028		0.4232	0.9618
Inverse Gaussian	72.9000	1754.5000		0.4249	0.9616
1990 年					
Weibull	78.5456	5.8368		0.1528	0.9756
Gamma	0.9882	71.1643		0.4616	0.9263
Gompertz	0.0796	0.0019		0.0819	0.9869
Gompertz-Makeham	0.1084	663.0484	0.0018	0.0160	0.9974
Logistic	73.4730	9.2249		0.1611	0.9743
Log-logistic	73.0631	8.0246		0.2448	0.9609
Log-normal	4.2899	0.2047		0.2743	0.9562
Inverse Gaussian	74.5000	1761.9000		0.2761	0.9559
2000 年					
Weibull	80.4195	6.4872		0.1289	0.9879
Gamma	0.9874	75.2239		0.4246	0.9602
Gompertz	0.0844	0.0011		0.0672	0.9937
Gompertz-Makeham	0.1084	803.6221	0.0015	0.0117	0.9989
Logistic	75.5542	8.1658		0.1648	0.9846
Log-logistic	75.1882	9.5943		0.2502	0.9766
Log-normal	4.3189	0.1732		0.2674	0.9750
Inverse Gaussian	76.2000	2521.8000		0.2683	0.9749
2010 年					
Weibull	84.0886	7.5853		0.0288	0.9971
Gamma	0.9880	79.1069		0.1954	0.9800
Gompertz	0.0956	0.0003		0.0078	0.9992
Gompertz-Makeham	0.1028	627.6995	0.0004	0.0019	0.9998
Logistic	79.6513	7.3242		0.0572	0.9941
Log-logistic	79.3131	10.9835		0.1042	0.9893
Log-normal	4.3724	0.1517		0.1172	0.9880
Inverse Gaussian	80.1497	3457.9755		0.1178	0.9880

数据来源：根据 1982 年、1990 年、2000 年和 2010 年全国人口普查数据计算。

（二） 拟合得到的 CDF 数据

通过多种参数模型拟合 2010 年全年龄人口累计死亡概率，拟合结果见表 7－2。根据人口普查死亡数据计算得到的累计死亡概率，称为观测值；依据参数模型拟合得到的结果，称为拟合值。比较观测值和拟合值的差异发现，Weibull 模型和 Gamma 模型的拟合值与观测值之间的差异变化一致，在 70～85 岁之间拟合值高于观测值，其他年龄的拟合值低于观测值。Gompertz 模型的拟合值在 64 岁以下低于观测值，在 65 岁及以上高于观测值。Gompertz-Makeham 模型的拟合值在 0～57 岁和 79～89 岁低于观测值，在 58～78 岁和 90～100 岁高于观测值。Logistic 模型、Log-logistic 模型、Log-normal 模型和 Inverse Gaussian 模型的拟合值与观测值之间的差异变化一致，在 71～87 岁拟合值高于观测值，其他年龄的拟合值低于观测值。

考虑 SSE、Adjusted R^2 和各个年龄的模型拟合结果，按照模型拟合值与观测值之间差异的大小，2010 年参数模型拟合结果的顺序依次是 Gompertz-Makeham 模型、Gompertz 模型、Logistic 模型、Weibull 模型、Log-logistic 模型、Log-normal 模型、Inverse Gaussian 模型和 Gamma 模型。

表 7－2　2010 年各种模型拟合结果

年龄	观测值	Weibull	Gamma	Gompertz	Gompertz-Makeham	Logistic	Log-logistic	Log-normal	Inverse Gaussian
0	0.0000	0.0000	0.0000	0.0000	0.0000	0.0000	0.0000	0.0000	0.0000
1	0.0038	0.0000	0.0000	0.0000	0.0004	0.0000	0.0000	0.0000	0.0000
2	0.0049	0.0000	0.0000	0.0001	0.0009	0.0000	0.0000	0.0000	0.0000
3	0.0055	0.0000	0.0000	0.0001	0.0013	0.0000	0.0000	0.0000	0.0000
4	0.0060	0.0000	0.0000	0.0001	0.0017	0.0000	0.0000	0.0000	0.0000
5	0.0064	0.0000	0.0000	0.0002	0.0022	0.0000	0.0000	0.0000	0.0000
6	0.0067	0.0000	0.0000	0.0002	0.0026	0.0000	0.0000	0.0000	0.0000
7	0.0070	0.0000	0.0000	0.0003	0.0030	0.0000	0.0000	0.0000	0.0000
8	0.0073	0.0000	0.0000	0.0004	0.0035	0.0001	0.0000	0.0000	0.0000
9	0.0076	0.0000	0.0000	0.0004	0.0039	0.0001	0.0000	0.0000	0.0000
10	0.0078	0.0000	0.0000	0.0005	0.0044	0.0001	0.0000	0.0000	0.0000

年龄	观测值	Weibull	Gamma	Gompertz	Gompertz-Makeham	Logistic	Log-logistic	Log-normal	Inverse Gaussian
11	0.0082	0.0000	0.0000	0.0006	0.0048	0.0001	0.0000	0.0000	0.0000
12	0.0084	0.0000	0.0000	0.0007	0.0053	0.0001	0.0000	0.0000	0.0000
13	0.0087	0.0000	0.0000	0.0008	0.0058	0.0001	0.0000	0.0000	0.0000
14	0.0090	0.0000	0.0000	0.0009	0.0062	0.0001	0.0000	0.0000	0.0000
15	0.0093	0.0000	0.0000	0.0010	0.0067	0.0001	0.0000	0.0000	0.0000
16	0.0097	0.0000	0.0000	0.0011	0.0072	0.0002	0.0000	0.0000	0.0000
17	0.0100	0.0000	0.0000	0.0013	0.0077	0.0002	0.0000	0.0000	0.0000
18	0.0104	0.0000	0.0000	0.0014	0.0082	0.0002	0.0000	0.0000	0.0000
19	0.0108	0.0000	0.0000	0.0016	0.0087	0.0003	0.0000	0.0000	0.0000
20	0.0112	0.0000	0.0000	0.0018	0.0093	0.0003	0.0000	0.0000	0.0000
21	0.0117	0.0000	0.0000	0.0020	0.0098	0.0003	0.0000	0.0000	0.0000
22	0.0122	0.0000	0.0000	0.0023	0.0104	0.0004	0.0000	0.0000	0.0000
23	0.0127	0.0001	0.0000	0.0025	0.0109	0.0004	0.0000	0.0000	0.0000
24	0.0132	0.0001	0.0000	0.0028	0.0115	0.0005	0.0000	0.0000	0.0000
25	0.0137	0.0001	0.0000	0.0031	0.0121	0.0006	0.0000	0.0000	0.0000
26	0.0143	0.0001	0.0000	0.0034	0.0128	0.0007	0.0000	0.0000	0.0000
27	0.0149	0.0002	0.0000	0.0038	0.0134	0.0008	0.0000	0.0000	0.0000
28	0.0155	0.0002	0.0000	0.0042	0.0141	0.0009	0.0000	0.0000	0.0000
29	0.0161	0.0003	0.0000	0.0047	0.0148	0.0010	0.0000	0.0000	0.0000
30	0.0167	0.0004	0.0000	0.0052	0.0156	0.0011	0.0000	0.0000	0.0000
31	0.0174	0.0005	0.0000	0.0057	0.0164	0.0013	0.0000	0.0000	0.0000
32	0.0182	0.0007	0.0000	0.0063	0.0172	0.0015	0.0000	0.0000	0.0000
33	0.0190	0.0008	0.0000	0.0070	0.0180	0.0017	0.0001	0.0000	0.0000
34	0.0198	0.0010	0.0000	0.0077	0.0190	0.0020	0.0001	0.0000	0.0000
35	0.0207	0.0013	0.0000	0.0086	0.0199	0.0022	0.0001	0.0000	0.0000
36	0.0217	0.0016	0.0000	0.0094	0.0210	0.0026	0.0002	0.0000	0.0000
37	0.0228	0.0020	0.0000	0.0104	0.0221	0.0029	0.0002	0.0000	0.0000
38	0.0239	0.0024	0.0000	0.0115	0.0233	0.0034	0.0003	0.0000	0.0000
39	0.0250	0.0029	0.0000	0.0127	0.0245	0.0039	0.0004	0.0000	0.0000
40	0.0263	0.0036	0.0000	0.0139	0.0259	0.0044	0.0005	0.0000	0.0000
41	0.0278	0.0043	0.0000	0.0154	0.0273	0.0051	0.0007	0.0000	0.0000

续表

年龄	观测值	Weibull	Gamma	Gompertz	Gompertz-Makeham	Logistic	Log-logistic	Log-normal	Inverse Gaussian
42	0.0293	0.0052	0.0000	0.0169	0.0289	0.0058	0.0009	0.0000	0.0000
43	0.0311	0.0062	0.0000	0.0186	0.0306	0.0067	0.0012	0.0000	0.0000
44	0.0329	0.0073	0.0000	0.0205	0.0324	0.0076	0.0015	0.0001	0.0000
45	0.0349	0.0087	0.0000	0.0226	0.0344	0.0087	0.0020	0.0001	0.0001
46	0.0371	0.0102	0.0000	0.0249	0.0365	0.0100	0.0025	0.0002	0.0001
47	0.0394	0.0121	0.0000	0.0273	0.0389	0.0115	0.0032	0.0003	0.0002
48	0.0418	0.0141	0.0000	0.0301	0.0414	0.0131	0.0040	0.0005	0.0004
49	0.0448	0.0165	0.0000	0.0331	0.0442	0.0150	0.0050	0.0008	0.0007
50	0.0479	0.0192	0.0001	0.0364	0.0472	0.0172	0.0063	0.0012	0.0011
51	0.0514	0.0223	0.0002	0.0400	0.0504	0.0196	0.0078	0.0018	0.0017
52	0.0550	0.0258	0.0003	0.0439	0.0540	0.0224	0.0096	0.0028	0.0026
53	0.0587	0.0297	0.0005	0.0483	0.0579	0.0256	0.0118	0.0040	0.0038
54	0.0629	0.0342	0.0008	0.0530	0.0622	0.0292	0.0145	0.0058	0.0055
55	0.0675	0.0392	0.0012	0.0582	0.0668	0.0334	0.0176	0.0081	0.0078
56	0.0723	0.0448	0.0020	0.0639	0.0719	0.0381	0.0214	0.0111	0.0108
57	0.0775	0.0510	0.0030	0.0701	0.0775	0.0434	0.0259	0.0150	0.0146
58	0.0832	0.0580	0.0046	0.0769	0.0836	0.0494	0.0311	0.0199	0.0195
59	0.0894	0.0658	0.0068	0.0843	0.0903	0.0563	0.0373	0.0260	0.0256
60	0.0963	0.0744	0.0098	0.0923	0.0976	0.0640	0.0446	0.0334	0.0330
61	0.1040	0.0839	0.0139	0.1012	0.1056	0.0727	0.0530	0.0424	0.0420
62	0.1124	0.0944	0.0194	0.1108	0.1143	0.0824	0.0627	0.0530	0.0526
63	0.1215	0.1059	0.0264	0.1212	0.1239	0.0933	0.0738	0.0654	0.0650
64	0.1313	0.1185	0.0353	0.1325	0.1343	0.1056	0.0866	0.0797	0.0793
65	0.1425	0.1322	0.0465	0.1449	0.1456	0.1192	0.1010	0.0959	0.0956
66	0.1546	0.1472	0.0601	0.1582	0.1580	0.1343	0.1173	0.1142	0.1139
67	0.1670	0.1635	0.0765	0.1727	0.1715	0.1509	0.1355	0.1345	0.1343
68	0.1812	0.1810	0.0958	0.1883	0.1861	0.1693	0.1557	0.1568	0.1566
69	0.1963	0.2000	0.1182	0.2051	0.2020	0.1893	0.1780	0.1810	0.1809
70	0.2137	0.2203	0.1438	0.2232	0.2192	0.2112	0.2023	0.2070	0.2070
71	0.2336	0.2420	0.1725	0.2427	0.2379	0.2348	0.2286	0.2348	0.2348
72	0.2538	0.2652	0.2043	0.2636	0.2579	0.2603	0.2568	0.2640	0.2640

续表

年龄	观测值	Weibull	Gamma	Gompertz	Gompertz-Makeham	Logistic	Log-logistic	Log-normal	Inverse Gaussian
73	0.2765	0.2897	0.2388	0.2858	0.2795	0.2874	0.2868	0.2945	0.2946
74	0.3004	0.3157	0.2759	0.3096	0.3027	0.3161	0.3183	0.3262	0.3263
75	0.3261	0.3429	0.3150	0.3348	0.3275	0.3464	0.3511	0.3587	0.3588
76	0.3536	0.3714	0.3558	0.3615	0.3539	0.3779	0.3849	0.3917	0.3919
77	0.3803	0.4011	0.3978	0.3896	0.3820	0.4105	0.4194	0.4252	0.4253
78	0.4111	0.4319	0.4403	0.4191	0.4116	0.4439	0.4543	0.4588	0.4588
79	0.4433	0.4636	0.4830	0.4500	0.4428	0.4778	0.4891	0.4922	0.4923
80	0.4768	0.4960	0.5251	0.4820	0.4753	0.5119	0.5237	0.5252	0.5253
81	0.5143	0.5290	0.5663	0.5151	0.5092	0.5459	0.5575	0.5577	0.5578
82	0.5507	0.5623	0.6060	0.5491	0.5442	0.5795	0.5905	0.5894	0.5894
83	0.5877	0.5958	0.6439	0.5838	0.5800	0.6124	0.6222	0.6202	0.6202
84	0.6245	0.6292	0.6796	0.6188	0.6164	0.6442	0.6526	0.6498	0.6498
85	0.6615	0.6622	0.7129	0.6540	0.6531	0.6749	0.6815	0.6783	0.6783
86	0.6971	0.6945	0.7436	0.6890	0.6897	0.7041	0.7087	0.7054	0.7054
87	0.7311	0.7260	0.7716	0.7234	0.7257	0.7317	0.7342	0.7311	0.7311
88	0.7639	0.7563	0.7969	0.7568	0.7607	0.7577	0.7580	0.7553	0.7554
89	0.7957	0.7852	0.8195	0.7890	0.7943	0.7818	0.7800	0.7781	0.7782
90	0.8254	0.8125	0.8395	0.8195	0.8261	0.8042	0.8003	0.7994	0.7995
91	0.8537	0.8381	0.8571	0.8480	0.8556	0.8248	0.8190	0.8192	0.8193
92	0.8785	0.8616	0.8723	0.8742	0.8825	0.8437	0.8361	0.8375	0.8376
93	0.9008	0.8832	0.8854	0.8978	0.9065	0.8609	0.8518	0.8544	0.8545
94	0.9194	0.9025	0.8965	0.9187	0.9274	0.8764	0.8660	0.8699	0.8701
95	0.9347	0.9198	0.9060	0.9368	0.9451	0.8905	0.8789	0.8841	0.8843
96	0.9476	0.9349	0.9138	0.9521	0.9598	0.9031	0.8906	0.8970	0.8972
97	0.9581	0.9479	0.9204	0.9647	0.9715	0.9144	0.9012	0.9088	0.9090
98	0.9658	0.9590	0.9258	0.9748	0.9805	0.9245	0.9108	0.9194	0.9196
99	0.9720	0.9682	0.9302	0.9826	0.9872	0.9335	0.9195	0.9289	0.9292
100 +	1.0000	0.9758	0.9337	0.9884	0.9920	0.9415	0.9273	0.9375	0.9377

数据来源：根据 2010 年全国人口普查数据计算。

（三）拟合图形

评估模型既需要考虑模型参数，又需要考虑拟合曲线与实际符合程度。本章对曲线拟合图形的分析，分为两组进行比较，最后选择符合中国死亡变动情况的模型。单组数据比较，查看单一模型的拟合值与观测值的差异，图 7 – 1 到 7 – 8 是 2010 年单一模型拟合结果与观测值的比较。多组数据的比较，考察多个模型的拟合值与观测值的差异，图 7 – 9 到 7 – 12 是不同模型对四次人口普查数据拟合结果的比较。从 SSE、Adjusted R^2 和不同模型的拟合结果来看，1982 年、1990 年、2000 年和 2010 年曲线拟合结果较好的是 Gompertz-Makeham 模型、Gompertz 模型、Logistic 模型和 Weibull 模型，其次是 Log-logistic 模型、Log-normal 模型和 Inverse Gaussian 模型，最后是 Gamma 模型。

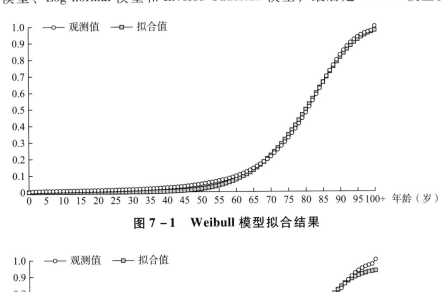

图 7 – 1　Weibull 模型拟合结果

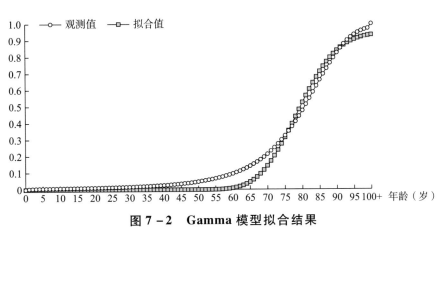

图 7 – 2　Gamma 模型拟合结果

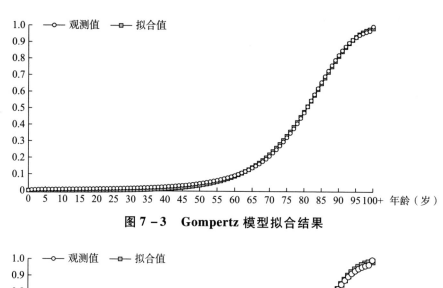

图 7 - 3　Gompertz 模型拟合结果

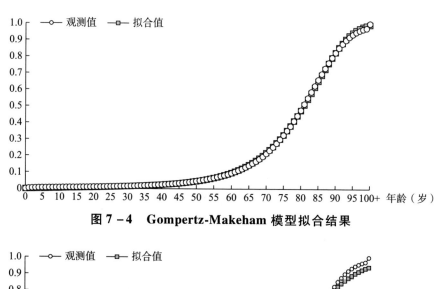

图 7 - 4　Gompertz-Makeham 模型拟合结果

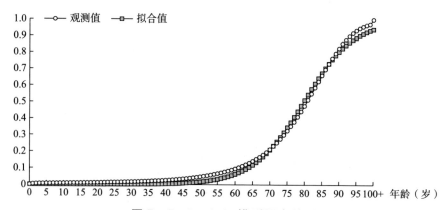

图 7 - 5　Logistic 模型拟合结果

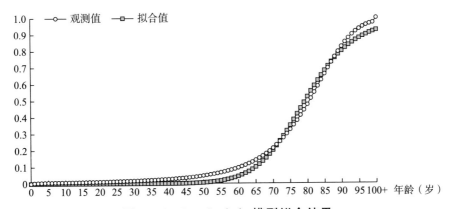

图 7 - 6　Log-logistic 模型拟合结果

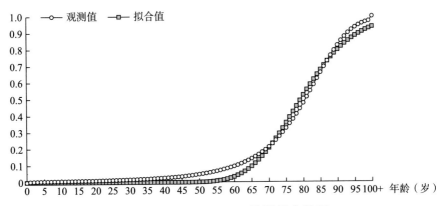

图 7 - 7　Log-normal 模型拟合结果

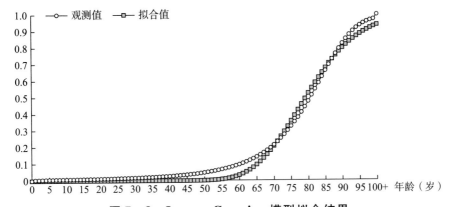

图 7 - 8　Inverse Gaussian 模型拟合结果

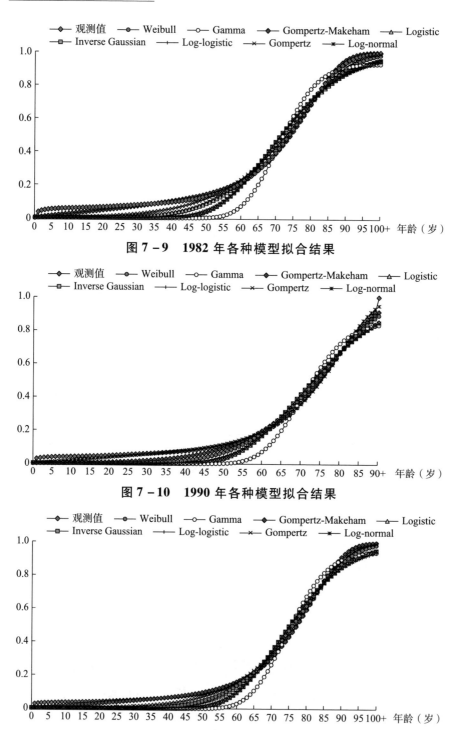

图 7 - 9　1982 年各种模型拟合结果

图 7 - 10　1990 年各种模型拟合结果

图 7 - 11　2000 年各种模型拟合结果

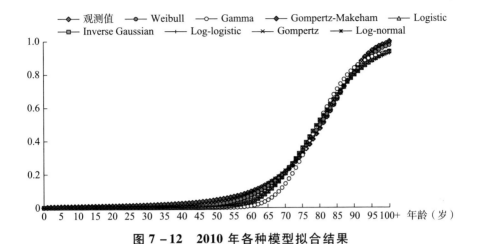

图7-12　2010年各种模型拟合结果

五　本章小结

构建全年龄人口死亡模型是一个很有意义但亟待解决的难题。自1825年起，Gompertz开始尝试建立全年龄人口死亡模型。此后，许多学者继续构建人口死亡模型，但是模型构造过于复杂，存在参数估计困难、模型精度太低等问题，因而难以应用于实际。本章试图从现有符合情况的累计分布函数中选出适合中国人口的死亡模型。

从SSE、Adjusted R^2 和模型拟合结果三个方面考虑，Gompertz-Makeham模型、Gompertz模型、Logistic模型和Weibull模型拟合结果较好。Gompertz模型的拟合值在64岁及以下低于观测值，在65岁及以上高于观测值。Gompertz-Makeham模型的拟合值在成年阶段低于观测值，在高龄老年阶段高于观测值，相比Gompertz模型改变了成年人口死亡率，但未解决高估高龄老年人口死亡率的问题（Makeham，1860；Bongaarts，2005）。Weibull模型的拟合值在20岁以下接近于0，违背了人口死亡规律。因此，该模型不适用于拟合儿童期的死亡模式，这与已有的研究结论不一致（Weibull and Sweden，1951；黄荣清，1986）。Logistic模型的拟合值与观测值的差异在老年阶段呈波动式变化，能较好地反映老年人口死亡模式（Perks，1932；Horiuchi and Wilmoth，1998；Thatcher et al.，1998；Zeng and Vaupel，2003）。

　　使用 8 种参数模型拟合 1982 年、1990 年、2000 年和 2010 年全年龄人口累计死亡概率，模型曲线拟合结果较好的是 Gompertz-Makeham 模型、Gompertz 模型、Logistic 模型和 Weibull 模型，其次是 Log-logistic 模型、Log-normal 模型和 Inverse Gaussian 模型，最后是 Gamma 模型，其拟合结果欠佳，SSE 较大而 Adjusted R^2 较小。

　　本章存在一定的局限。首先，中国人口死亡数据特别是婴幼儿和老龄人口中存在漏报等问题，造成模型拟合结果出现偏差；其次，本章选取的模型多是对现有数据的平滑，不能对死亡数据的漏报做出修正；最后，可以选择使用全年龄人口死亡模型如 Siler 模型、Heligman-Pollard 模型，从而可以更好地拟合中国人口死亡数据。

第八章　老年人口死亡模型

一　引言

随着生育水平的下降以及预期寿命的延长，中国人口急剧老龄化。2020 年人口普查数据显示，中国 65 岁及以上人口的数量达到 1.91 亿，占比为 13.50%，比 2010 年的 1.19 亿增加了 7200 万人，占比提高了 4.63 个百分点。根据 2000 年和 2010 年人口普查数据计算，65 岁时老年人口的预期寿命分别为 15.25 岁和 17.53 岁。老年人口数量增加、比例上升和预期寿命的延长，加剧了中国人口老龄化程度。研究老年人口死亡水平、死亡模式和人口预期寿命，有助于深入理解人口变化态势，及时转变观念，提出相应对策，积极应对人口老龄化问题。

目前已经有很多数学模型来描述和拟合老年阶段的死亡模式，比较经典的包括 Gompertz 模型（Gompertz，1825）、Gompertz-Makeham 模型（Makeham，1860）、Beard 模型（Beard，1971）、Kannisto 模型（Kannisto，1994），这些模型是 Logistic 模型（Perks，1932）的特殊情况。还有幂函数形式的 Weibull 模型（Weibull and Sweden，1951）和 Quadratic 模型（Coale and Kisker，1990）等。Beard（1959）尝试使用一种含 Gamma 分布的个体风险的人口异质性模型解释高龄老年人口死亡率趋势。近年来，基于极值理论的统计建模方法也开始应用于高龄老年人口死亡率的研究（Watts et al.，2006；Li et al.，2008；段白鸽、孙佳美，2012；段白鸽、石磊，2015）。Watts et al.（2006）

使用广义帕累托分布和广义极值分布研究加拿大和日本人口寿命的上尾分布。Li et al. （2008） 利用极值理论提出了使用门限生命表（threshold life table） 对高龄老年人口死亡率进行建模分析。段白鸽和孙佳美（2012） 基于门限生命表方法，使用 Gompertz 分布和广义帕累托分布研究我国高龄老年人口死亡率变化特征。段白鸽和石磊（2015） 将高龄老年人口死亡率的极值建模方法和分层建模技术纳入动态死亡率建模中，度量寿命分布的尾部风险特征。

这些函数模型具有形式简洁、概括性强的优点，但因参数模型中参数较少，会缩小模型的适应范围。例如，Gompertz 模型（Gompertz，1825） 低估了 40 岁以下年轻成年人口死亡率，高估了 80 岁及以上高龄老年人口死亡率（Bongaarts，2005）。Makeham （1860） 提出在 Gompertz 模型的基础上增加一个常数项，该方法改善了年轻成年人口死亡率的拟合，但未解决高龄老年人口死亡率高估的问题。解决 Gompertz 模型高估高龄老年人口死亡率问题的一种简单有效的模型是 Logistic 模型（Horiuchi and Wilmoth，1998；Thatcher et al.，1998；Thatcher，1999）。Horiuchi and Wilmoth （1998） 建议使用 Logistic 模型来拟合 85 岁及以上年龄别人口死亡率。Thatcher et al. （1998） 使用 Gompertz、Weibull、Quadratic、Logistic 和 Kannisto 五种模型拟合了 13 个国家 80～120 岁年龄别人口死亡率，发现 Kannisto 模型拟合效果最好。Zeng and Vaupel （2003） 使用 Gompertz、Weibull、Quadratic、Heligman-Pollard、Logistic 和 Kannisto 六种模型对我国 1990 年 80～96 岁年龄别人口死亡率进行了估计，发现 Kannisto 模型对我国高龄老年人口死亡率的拟合效果比较好。

已有研究对中国老年人口死亡水平和模式的关注较少，本章尝试使用相关死亡模型，通过 MATLAB R2019b 软件实现对 65 岁及以上老年人口累计死亡概率的拟合，检验死亡模型的适用性。本章使用不同年份、分城镇乡以及分性别数据，分析选择出适合拟合老年人口死亡模式的模型，并对死亡最高年龄组进行外推，以进一步验证模型的适用性。希望通过本章分析，能较为准确地选择适合中国老年人口的死亡模型，为相关研究提供方法借鉴。

二　参数模型

目前使用特定模型拟合观测的累计比例在人口学研究中应用比较广泛（Thatcher et al.，1998；Zeng and Vaupel，2003；封婷，2019）。本章使用 10 种累计概率分布来拟合 65 岁及以上老年人口累计死亡概率。具体计算思路为：（1）通过人口普查死亡数据得到年龄别死亡率（m_x），然后近似计算得到年龄别死亡概率 $q_x = \dfrac{m_x}{1 + (1 - a_x) \times m_x}$，取 $a_x = 0.5$；（2）以 65 岁年龄为基点，通过年龄别死亡概率计算得到从 65 岁存活到确切年龄 x 岁的概率，可表示为 $S_{65x} = \dfrac{l_x}{l_{65}} = (1 - q_{65})(1 - q_{66})\cdots(1 - q_{x-1})$；（3）进一步计算得到累计死亡概率 $L_{65x} = 1 - S_{65x}$，以此作为累计分布函数。

在模型中，统一使用 θ 表示尺度参数（Scale Parameter），κ 表示形状参数（Shape Parameter），μ 表示位置参数（Location Parameter）。模型中设定死亡的起始年龄为 sa，文中的年龄数字统一减去起始年龄，从而拟合的曲线是从 0 岁开始，但实际描述的是从年龄（65 岁）开始的情况。

（1）Exponential 分布

$$F(x;\theta) = 1 - e^{-(x-sa)/\theta}, x \geqslant sa, \theta > 0 \qquad (8-1)$$

（2）Gamma 分布

$$F(x;\theta,\kappa) = \frac{e^{-1/\theta}}{\theta^\kappa} \frac{\gamma(\kappa, x-sa)}{\Gamma(\kappa)}, x \geqslant sa, \theta > 0, \kappa > 0 \qquad (8-2)$$

其中 $\gamma(\kappa,x)$ 是下不完全伽马函数（the lower incomplete gamma function），定义为 $\gamma(k,x) = \displaystyle\int_0^x t^{k-1} e^{-t} dt$

（3）Gompertz 分布

$$F(x;\theta,\kappa) = 1 - \exp\left[-\kappa(e^{\theta(x-sa)} - 1)\right], x \geqslant sa, \theta > 0, \kappa > 0 \qquad (8-3)$$

（4） Gompertz-Makeham 分布

$$F(x;\theta,\kappa,\gamma) = 1 - \exp\left\{ -\gamma(x - sa) - \frac{\theta}{\kappa}\left[e^{\kappa(x-sa)} - 1 \right] \right\},$$

$$x \geqslant sa, \theta > 0, \kappa > 0, \gamma > 0 \qquad (8-4)$$

（5） Generalized Extreme Value 分布

$$F(x;\theta,\kappa,u) = \exp\left\{ -\left[1 + \kappa\left(\frac{x - u}{\theta} \right) \right]^{-1/\kappa} \right\},$$

$$x \in [\mu - \theta/\kappa, \infty), \theta > 0, \kappa \in R \qquad (8-5)$$

（6） Inverse Gaussian 分布

$$F(x;\mu,\kappa) = \Phi\left[\sqrt{\frac{\kappa}{x - sa}}\left(\frac{x - sa}{\mu} - 1 \right) \right] + \exp\left(\frac{2\kappa}{\mu} \right)$$

$$\Phi\left[-\sqrt{\frac{\kappa}{x - sa}}\left(\frac{x - sa}{\mu} + 1 \right) \right], x > sa, \mu > 0, \kappa > 0 \qquad (8-6)$$

（7） Logistic 分布

$$F(x;\theta,\mu) = \frac{1}{1 + e^{-(x-sa-\mu)/\theta}}, x \geqslant sa, \theta > 0, \mu \geqslant 0 \qquad (8-7)$$

（8） Log-logistic 分布

$$F(x;\theta,\kappa) = \frac{(x - sa)^{\kappa}}{\theta^{\kappa} + (x - sa)^{\kappa}}, x \geqslant sa, \theta > 0, \kappa > 0 \qquad (8-8)$$

（9） Log-normal 分布

$$F(x;\mu,\sigma) = \Phi\left[\frac{\ln(x - sa) - u}{\sigma} \right], x > sa, \sigma > 0, \mu \in (-\infty,\infty) \quad (8-9)$$

（10） Weibull 分布

$$F(x;\theta,\kappa) = 1 - \exp\left[-\left(\frac{x - sa}{\theta} \right)^{\kappa} \right], x \geqslant sa, \theta > 0, \kappa > 0 \qquad (8-10)$$

三　数据来源

本章直接使用 1982 年、1990 年、2000 年和 2010 年全国人口普查资料中全国分年龄、分城镇乡、分性别的 65 岁及以上老年人口死亡数据，使用 MATLAB R2019b 软件，采用多种模型拟合 1982 年、1990 年、2000 年和 2010 年全国人口普查中全国和 2010 年分城乡、分性别的 65 岁及以上老年人口累计死亡概率，并将普查年龄由 100 岁拓展至 130 岁，以检验各种模型的拟合效果。

四　拟合结果

（一）历次全国人口普查数据拟合结果

我们通过 MATLAB R2019b 软件拟合 1982 年、1990 年、2000 年和 2010 年 65 岁及以上老年人口累计死亡概率，得到模型参数和拟合结果的残差平方和（SSE）和拟合优度（Adjusted R²）。表 8－1 为 10 种参数模型对 65 岁及以上老年人口累计死亡概率拟合的参数结果。从拟合效果来看，Gompertz、Gompertz-Makeham、Generalized Extreme Value、Logistic 和 Weibull 5 种模型拟合结果中 SSE 较小，Adjusted R² 更接近于 1，拟合效果比较好。而 Exponential 模型、Gamma 模型的 SSE 较大，Adjusted R² 较小，拟合效果较差。

表 8－1　1982 年、1990 年、2000 年和 2010 年数据模型参数估计值

模型	参数			SSE	Adjusted R²
	尺度参数	形状参数	位置参数		
1982 年					
Exponential	15.2357			0.3616	0.9138
Gamma	0.9259	12.6905		0.3760	0.9077
Gompertz	0.1385	0.2629		0.0420	0.9897
Gompertz-Makeham	−1.7476	0.0310	3.2521	0.0090	0.9978
Generalized Extreme Value	6.9637	0.0000	75.2680	0.0238	0.9940
Inverse Gaussian	14.7930	37.6922		0.0803	0.9803
Logistic	13.5329	4.8835		0.0117	0.9971
Log-logistic	12.5120	2.8226		0.0808	0.9802
Log-normal	2.5219	0.5959		0.0751	0.9816
Weibull	1.0000	0.0816		0.0148	0.9964
1990 年					
Exponential	17.7418			0.1982	0.9105

模型	参数			SSE	Adjusted R^2
	尺度参数	形状参数	位置参数		
Gamma	0.9313	11.3792		0.2138	0.8994
Gompertz	0.1390	0.2489		0.0372	0.9825
Gompertz-Makeham	−19.3565	0.0051	20.6980	0.0045	0.9979
Generalized Extreme Value	7.5029	0.0000	75.5780	0.0091	0.9955
Inverse Gaussian	16.0011	31.1365		0.0479	0.9775
Logistic	13.9330	5.0301		0.0104	0.9951
Log-logistic	12.9269	2.4614		0.0364	0.9829
Log-normal	2.5543	0.6719		0.0410	0.9807
Weibull	16.4848	1.7562		0.0087	0.9959
2000 年					
Exponential	17.2343			0.4602	0.8923
Gamma	0.0234	11.3342		0.3539	0.9147
Gompertz	0.1356	0.2215		0.0366	0.9912
Gompertz-Makeham	−1.7487	0.0308	3.2664	0.0126	0.9970
Generalized Extreme Value	7.2472	0.0000	76.6856	0.0289	0.9928
Inverse Gaussian	16.3179	48.4472		0.0797	0.9808
Logistic	15.0797	5.0296		0.0091	0.9978
Log-logistic	14.1057	3.0192		0.0777	0.9813
Log-normal	2.6422	0.5556		0.0747	0.9820
Weibull	1.0000	0.0439		0.0145	0.9965
2010 年					
Exponential	20.8445			0.5581	0.8645
Gamma	0.9450	16.1260		0.3242	0.9190
Gompertz	0.1290	0.1797		0.0311	0.9922
Gompertz-Makeham	−8.2511	0.0088	9.7458	0.0185	0.9954
Generalized Extreme Value	7.8319	0.0000	78.8421	0.0329	0.9915
Inverse Gaussian	18.7819	64.5145		0.0759	0.9810
Logistic	17.4756	5.3529		0.0064	0.9984
Log-logistic	16.5313	3.2101		0.0693	0.9827
Log-normal	2.8013	0.5197		0.0710	0.9823
Weibull	0.3993	0.0000		0.0139	0.9965

数据来源：根据 1982 年、1990 年、2000 年和 2010 年全国人口普查数据计算。

通过多种参数模型拟合 1982 年、1990 年、2000 年和 2010 年四次全国人口普查数据中老年人口累计死亡概率，拟合结果见图 8 - 1 至图 8 - 4。考虑 SSE、Adjusted R^2 和拟合曲线，1982 年、2000 年和 2010 年三次全国人口普查的拟合结果有相同趋势。

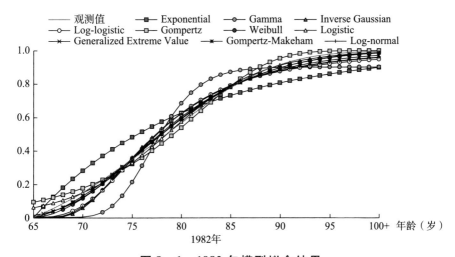

图 8 - 1　1982 年模型拟合结果

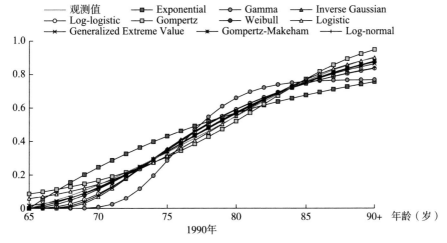

图 8 - 2　1990 年模型拟合结果

拟合结果较好的是 Logistic、Gompertz-Makeham、Weibull 和 Generalized Extreme Value 四种模型，模型拟合值与观测值之间的差异绝对值较小。Logistic 模型的拟合值更接近观测值，拟合值和观测值之

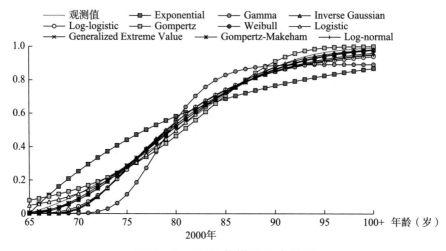

图 8 - 3 2000 年模型拟合结果

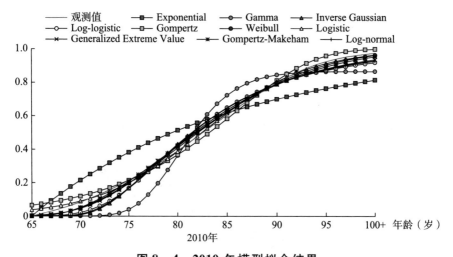

图 8 - 4 2010 年模型拟合结果

间差异的绝对值最小，65～70 岁和 80～90 岁拟合值高于观测值，其他年龄的拟合值低于观测值；Gompertz-Makeham、Weibull 和 Generalized Extreme Value 3 种模型的拟合值与观测值之间的差异值变化一致，65～75 岁和 88～100 岁拟合值低于观测值，76～87 岁拟合值高于观测值。

拟合结果一般的是 Gompertz、Inverse Gaussian、Log-logistic、Lognormal 4 种模型，模型拟合值和观测值之间差异大于其他模型。Inverse Gaussian、Log-logistic、Log-normal 三种模型的拟合结果在 65 ~ 75 岁和 87 ~ 100 岁低于观测值，76 ~ 86 岁高于观测值；而 Gompertz 模型拟合值和观测值之间差异的变化与其他三种模型相反，Gompertz 模型在 85 岁之后拟合值高于观测值，例如，1982 年模型拟合结果在 95 岁时为 0.9979，99 岁则达到 1。

拟合结果较差的是 Exponential 模型和 Gamma 模型，模型拟合值和观测值之间的差异较大。Exponential 模型的拟合值在 65 ~ 83 岁高于观测值，84 ~ 100 岁低于观测值；而 Gamma 分布在 65 ~ 78 岁和 90 ~ 100 岁的拟合值低于观测值，79 ~ 89 岁的拟合值高于观测值。

相比其他三次全国人口普查资料中统计的最高死亡年龄 100 岁，1990 年最高死亡年龄为 90 岁。按照模型拟合值与观测值之间差异大小，1990 年参数模型拟合结果的顺序依次是 Gompertz-Makeham 模型、Weibull 模型、Generalized Extreme Value 模型、Logistic 模型、Inverse Gaussian 模型、Log-logistic 模型、Log-normal 模型、Gompertz 模型、Exponential 模型和 Gamma 模型。

（二）分城乡拟合结果

使用参数模型对 2010 年分城乡的 65 岁及以上老年人口累计死亡概率进行拟合，拟合结果见图 8 – 5 至图 8 – 7。

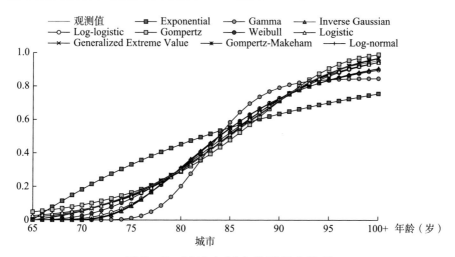

图 8 – 5　2010 年城市模型拟合结果

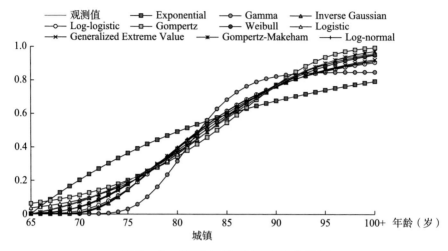

图 8 - 6　2010 年城镇模型拟合结果

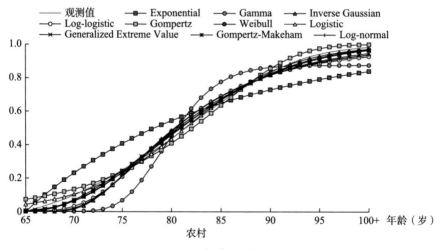

图 8 - 7　2010 年农村模型拟合结果

　　模型拟合结果较好的是 Gompertz-Makeham、Generalized Extreme Value、Logistic 和 Weibull 四种模型，模型拟合值与观测值之间差异绝对值较小。Gompertz-Makeham 模型在城市和城镇老年人口的拟合值更接近观测值，在 65~75 岁和 86~95 岁的拟合值低于观测值，其他年龄的拟合值高于观测值。在农村老年人口中，Gompertz-Makeham 模型与 Weibull 模型、Generalized Extreme Value 模型的拟合值与观测值之间差异变化一致。在城市和城镇老年人口中，Gompertz-Makeham、

Generalized Extreme Value、Logistic 和 Weibull 四种模型拟合值与观测值之间差异的变化趋势均不相同，Generalized Extreme Value 模型在 65 ~ 69 岁、79 ~ 88 岁和 97 ~ 100 岁的拟合值均高于观测值；Weibull 模型在 65 ~ 78 岁和 91 ~ 100 岁的拟合值低于观测值，79 ~ 90 岁的拟合值高于观测值；Logistic 模型在 65 ~ 70 岁和 83 ~ 91 岁的拟合值高于观测值，71 ~ 82 岁和 92 ~ 100 岁的拟合值低于观测值。

模型拟合结果一般的是 Gompertz、Inverse Gaussian、Log-logistic 和 Log-normal 四种模型，模型拟合值与观测值之间差异绝对值大于其他模型。Inverse Gaussian、Log-logistic 和 Log-normal 三种模型的拟合值与观测值之间差异的变化是一致的，在 65 ~ 79 岁和 91 ~ 100 岁的拟合值均低于观测值，80 ~ 90 岁的拟合值均高于观测值；而 Gompertz 模型拟合值和观测值之间差异的变化与其他三种模型相反。

模型拟合结果较差的是 Exponential 模型和 Gamma 模型，模型拟合值和观测值之间差异绝对值较大。Exponential 模型的拟合值在 65 ~ 86 岁高于观测值，87 ~ 100 岁低于观测值。而 Gamma 模型的拟合结果在 65 ~ 82 岁和 94 ~ 100 岁低于观测值，83 ~ 93 岁高于观测值。

（三）分性别拟合结果

使用模型对 2010 年分性别的 65 岁及以上老年人口累计死亡概率进行拟合，拟合结果见图 8 - 8 和图 8 - 9。

模型拟合结果较好的是 Gompertz-Makeham 模型、Weibull 模型、Logistic 模型和 Generalized Extreme Value 模型，并且模型拟合值与观测值之间差异绝对值较小。Gompertz-Makeham 模型在女性老年人口的拟合值更接近观测值。同时，在男性老年人口和女性老年人口中，Gompertz-Makeham、Weibull 和 Generalized Extreme Value 三种模型的拟合值与观测值之间差异的变化是一致的，在 65 ~ 75 岁和 87 ~ 100 岁的拟合值低于观测值，其他年龄的拟合值低于观测值；Logistic 模型在 65 ~ 70 岁和 82 ~ 91 岁的拟合值高于观测值，71 ~ 81 岁和 92 ~ 100 岁的拟合值低于观测值。

模型拟合结果一般的是 Gompertz 模型、Log-logistic 模型、Log-normal 模型和 Inverse Gaussian 模型，模型拟合值与观测值之间差异绝

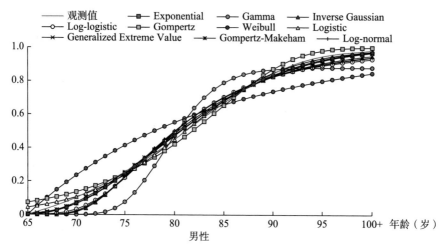

图 8－8　2010 年男性模型拟合结果

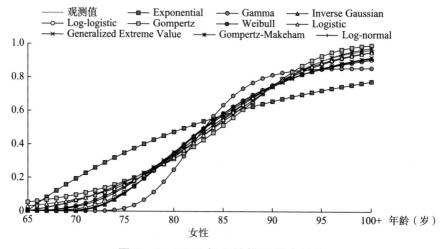

图 8－9　2010 年女性模型拟合结果

对值大于其他模型。Inverse Gaussian、Log-logistic、Log-normal 三种模型的拟合结果在 65～76 岁和 89～100 岁低于观测值，77～88 岁高于观测值；而 Gompertz 模型的拟合结果在 65～73 岁和 87～100 岁高于观测值，74～86 岁低于观测值。

模型拟合结果较差的是 Exponential 模型和 Gamma 模型，模型拟合值与观测值之间差异绝对值较大。Exponential 模型的拟合值在 65～84 岁高于观测值，85～100 岁低于观测值。而 Gamma 模型的拟合值在 65 ~ 79 岁和 91 ~ 100 岁低于观测值，80 ~ 90 岁之间高于观测值。

（四）预测结果

由于中国人口普查的最高年龄组是 100 岁，我们无法知道 100 岁之后的存活情况。联合国模型生命表和 Coale-Demeny 模型生命表的年龄组拓展到 130 岁，因此，本章将最高年龄组 100 岁拓展至 130 岁。

本章使用 2010 年全国人口普查数据中 65 岁及以上老年人口累计死亡概率，采用不同模型预测 101 ~ 130 岁的累计死亡概率，检验 10 种模型的拟合效果（见图 8 - 10）。可以看出，Exponential 模型预测的累计死亡概率到 130 岁达到 0.96，即 130 岁之后超过 4% 的人口存活，这说明 Exponential 模型低估了中国高龄老年人口累计死亡概率。Gamma 模型和 Gompertz 模型预测值在 100 岁之后保持不变，分别为 0.86 和 1，不符合人口死亡规律。

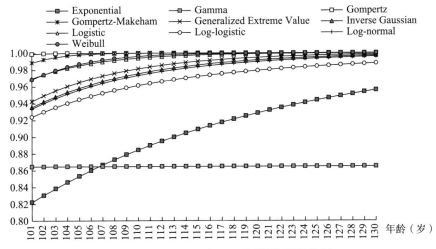

图 8 - 10　2010 年 10 种模型预测结果

Gompertz-Makeham、Weibull、Logistic、Generalized Extreme Value、Inverse Gaussian、Log-logistic 和 Log-normal 七种模型中，Logistic 模型和 Weibull 模型，在 101 岁时达到 0.97，之后预测值随着老年人口年龄的增加而缓慢上升，接近中国人口死亡规律。其他几种模型在 100 岁时的累计死亡概率较低，可能低估了死亡水平。

五 本章小结

人口死亡模型是对死亡数据的数学化处理，其研究能够加深我们对人口死亡规律的认识。本章使用 10 种统计模型拟合 1982 年、1990 年、2000 年和 2010 年全国人口普查中 65 岁及以上老年人口死亡概率，分析不同模型拟合结果以及模型拟合值与观测值之间的差异，得到结论如下。

从模型拟合结果来看，Logistic、Generalized Extreme Value、Gompertz-Makeham 和 Weibull 四种模型拟合结果较好。已有的研究也表明 Logistic 模型可以较好地拟合高龄老年人口死亡率（Horiuchi and Wilmoth，1998；Thatcher et al.，1998；Zeng and Vaupel，2003；曾毅等，2011；李建新等，2018），Generalized Extreme Value 模型也能很好地反映中国高龄老年人口死亡率曲线（段白鸽、孙佳美，2012；段白鸽、石磊，2015）。Gompertz-Makeham 模型相比 Gompertz 模型能更好地拟合老年人口死亡模式，但未解决高估高龄老年人口死亡率问题（Makeham，1860；Bongaarts，2005）。Exponential 模型和 Gamma 模型拟合累计分布函数效果较差，不适合拟合老年人口累计死亡概率。

从模型拟合值与观测值之间的差异分析，发现不同模型的拟合值在不同年龄阶段存在高于或者低于观测值的问题。Gompertz-Makeham、Weibull、Generalized Extreme Value、Inverse Gaussian、Log-logistic 和 Log-normal 六种模型的拟合结果大致在低龄老年阶段和高龄老年阶段低于观测值，在中龄老年阶段高于观测值。

Gompertz 模型在低龄老年阶段和高龄老年阶段的拟合值高于观测值，并且拟合值与观测值之间的差异较大。Logistic 模型的拟合结果与观测值之间的差异值高于 Gompertz-Makeham，但是其差异值在低中高老年阶段呈波动式的变化，能较好地体现中国老年人口死亡模式（Thatcher et al，1998；Thatcher，1999；Zeng and Vaupel，2003）。2010 年城市、城镇和女性老年人口中，Gompertz-Makeham 模型的拟合值与观测值之间差异的绝对值最小，说明 Gompertz-Makeham 模型对城市、城镇和女性死亡数据的拟合结果最好。

使用各种模型将 2010 年人口普查最高年龄组 100 岁拓展到 130 岁，预测结果发现 Exponential 模型和 Gamma 模型低估了高龄老年人口累计死亡概率，Gompertz 模型高估了高龄老年人口累计死亡概率，Logistic 和 Weibull 模型预测结果较好。

本章也存在一定的局限。首先，本章使用不同的模型拟合了老年人口累计死亡概率，虽然可以平滑累计死亡概率曲线，但是不能对死亡数据的漏报做出修正。其次，本章依据某一时期死亡指标计算得到的累计死亡概率，一定程度上会受到死亡漏报等事件的影响。例如，100 岁时老年人口累计死亡概率为 0.97，而现实情况中百岁老人的存活率不超过 3%。因此，模型拟合结果可能会因为死亡漏报的存在而出现一定偏差。再次，就各种模型来说，针对不同的数据可能有不同的拟合效果，因此，不同的数据需要选择不同的模型。最后，本章使用的是概率分布模型，后续研究还需要从更多视角例如分年龄阶段模型等探讨老年人口死亡模式。

第九章 死亡水平的区间估计

一 引言

近几十年来，中国经历了死亡率的降低和人口预期寿命的增长，但不同年龄人口的死亡率下降的程度不同，对人口预期寿命的延长产生的影响也不一样。中国在 1982 年全国人口普查中开始搜集死亡数据信息，但因死亡数据本身存在漏报瞒报的情况，影响了人口问题分析的可靠性和研究结果的准确性。

许多人口学家使用统计的基本信息如方差、标准误、置信区间等度量死亡率、死亡概率、人口预期寿命，并通过这些指标来反映死亡变化情况（Chiang，1984；Toson and Baker，2003；Eayres and Williams，2004；Scherbov and Ediev，2012；Lo et al.，2016）。估计预期寿命对样本量大小有一定的要求。许多学者使用 Monte Carlo 模拟方法评估了英国小样本预期寿命，人口总量超过 5000 人，样本量较小时，人口预期寿命的分布服从正态分布（Toson and Baker，2003；Eayres and Williams，2004；Scherbov and Ediev，2012）。Chiang（1984）提出在生命表中使用 Delta 方法推导人口预期寿命的方差公式，已成为研究预期寿命估计的常用方法（Geruso，2012；Lo et al.，2016）。

然而，Chiang（1984）在计算人口预期寿命的样本方差时忽略了最高年龄组死亡率方差的贡献（Eayres and Williams，2004；Lo et al.，2016）。最高年龄组具有较少的死亡数量和最高的死亡率，对人口预期寿命总方差的贡献比较大，而且人口统计的数据质量问题（王金营、戈艳霞，2013；李成等，2018）和死亡率研究中的个体异质性问题（Vaupel et al.，1979；Bebbington et al.，2011；Li et al.，2013）会进一步提高最高年龄组的方差贡献。

本章尝试采用多种死亡指标对死亡水平进行区间估计。首先，测算死亡率、死亡概率和存活概率的样本方差；其次，使用 Delta 方法推导 Chiang（1984）人口预期寿命方差模型；最后，增加最高年龄组对人口预期寿命方差的贡献，调整 Chiang（1984）人口预期寿命方差计算方法。本章希望通过全国人口普查数据，了解中国人口死亡水平以及死亡模式变化情况。

二　研究方法

本章使用 N_x 表示年龄在 x 岁存活人数，D_x 表示年龄区间 $(x, x+1)$ 死亡人数，D_w 表示最高年龄组死亡人数，P_x 是年中人口数，P_x^+ 是 x 岁末存活人数，$P_x^- = P_x^+ + D_x$ 是 x 岁初存活人数；x 岁的死亡概率是 $\hat{q}_x = \dfrac{D_x}{N_x}$，$x$ 岁的死亡率是 $M_x = \dfrac{D_x}{P_x}$。以下给出死亡率、死亡概率、存活概率和人口预期寿命的样本方差。

1. 死亡率的样本方差

年龄别死亡率的样本方差公式为

$$S_{M_x}^2 = \frac{1}{P_x} M_x (1 - \hat{q}_x) \qquad (9-1)$$

2. 死亡概率的样本方差

年龄别死亡概率的样本方差公式为

$$S_{\hat{q}_x}^2 = \frac{1}{D_x} \hat{q}_x^2 (1 - \hat{q}_x) \qquad (9-2)$$

3. 存活概率的样本方差

在生命表中，从 x 岁到 y 岁的存活概率 $\hat{P}_{xy}$ 的公式为

$$\hat{P}_{xy} = (1 - \hat{q}_x)(1 - \hat{q}_{x+1}) \cdots (1 - \hat{q}_{y-1}) \qquad (9-3)$$

存活概率 $\hat{P}_{xy}$ 的样本方差为

$$S_{P_{xy}}^2 = \hat{P}_{xy}^2 \sum_{h=x}^{y-1} \hat{P}_h^{-2} S_{\hat{P}_h}^2 \qquad (9-4)$$

4. 人口预期寿命的样本方差

Chiang（1984）使用 Delta 方法推导出人口预期寿命方差，公式为

$$S_{LE}^2 = \sum_{x=0}^{w-1} \hat{P}_{0x}^2 [(1-a_x)n_x + \hat{e}_{x+1}]^2 S_{\hat{P}_x}^2 \qquad (9-5)$$

其中存活概率 $\hat{p}_x$ 的样本方差为 $S_{\hat{P}_x}^2 = \dfrac{\hat{q}_x(1-\hat{q}_x)}{D_x}$，$\hat{e}_{x+1}$ 为生命表中 x +1 岁的人口预期寿命，a_x 表示在年龄区间 $(x, x+1)$ 内平均存活年数。

由于 Chiang（1984）人口预期寿命方差公式忽略了最高年龄组死亡数据对人口预期寿命方差的贡献，Lo et al.（2016）提出了以下 3 种方法对人口预期寿命方差模型进行修正。

方法 1：在 Chiang（1984）人口预期寿命方差方法的基础上，考虑最高年龄组对人口预期寿命方差的贡献，构造调整 Chiang（1984）人口预期寿命方差模型。首先，采用 Delta 方法（Casella and Berger, 2002；Ver Hoef, 2012）推导计算年龄别人口预期寿命方差（最高年龄组除外）；其次，假定最高年龄组死亡人数 D_w 服从 Poisson 分布，则 D_w 的方差等于 D_w（即 $S_{D_w}^2 = D_w$），构造最高年龄组人口预期寿命方差公式（Toson and Baker, 2003；Eayres and Williams, 2004；Lo et al., 2016）。因此，在考虑最高年龄组人口预期寿命方差条件下，人口预期寿命方差公式为

$$S_{LE.adj}^2 = S_{LE}^2 + S_{LE.w}^2 \qquad (9-6)$$

其中 $S_{LE.w}^2 = \left(\dfrac{\partial LE}{\partial D_w}\right)^2 S_{D_w}^2 = \dfrac{\hat{P}_{0w}^2}{M_w^3 P_w}$。

方法 2：相对 Chiang（1984）人口预期寿命方差方法，既考虑最高年龄组死亡人数对人口预期寿命方差的贡献，又考虑最高年龄组人口误差对人口预期寿命方差的影响。

Bourbeau and Lebel（2000）使用加拿大 1971 年、1976 年、1981

年、1986 年和 1991 年人口普查数据，发现 90 岁及以上人口误差比例为 5%。在中国人口普查中，最高年龄组人口中存在年龄堆积和年龄夸大或者低估等现象（Coale and Li，1991），但缺少对高龄老年人口误差研究。本文采用 5% 人口误差作为中国最高年龄组存活人数的人口误差。考虑最高年龄组死亡人数和最高年龄组人口误差的人口预期寿命方差公式为

$$S^2_{LE.pop} = S^2_{LE.adj} + S^2_{LE.w.pop} \qquad (9-7)$$

其中 $S^2_{LE.w.pop} = \left(\dfrac{\partial LE}{\partial P_w}\right)^2 S^2_{P_*} = \left[\dfrac{\partial}{\partial P_w}\left(\dfrac{P_w}{D_w}p_{0w}\right)\right]^2\left(\dfrac{0.05}{2}P_w\right) = \left(\dfrac{p_{0w}}{M_w}\right)\left(\dfrac{0.05}{2}\right)^2$。

假定在正态分布条件下，使用 95% 置信区间测算最高年龄组人口误差方差的估计值 $S^2_{P_*} \approx \left(\dfrac{0.05}{2}P_w\right)^2$。

方法 3：考虑死亡数据的随机性，调整 Chiang（1984）人口预期寿命方差模型。年龄别死亡数据的随机性，导致 Chiang（1984）人口预期寿命方差模型以及调整后的 Chiang（1984）人口预期寿命方差模型均存在分布的不均匀性。为了减少模型结果的分散程度，Lo et al.（2016）假定死亡人口数量服从负二项分布（Negative Binomial Distribution）即：$D_x \sim NB(P^+_x, \hat{q}_x)$。使用 Delta 方法推导人口预期寿命方差公式为

$$
\begin{aligned}
S^2_{LE.adj.NB} &= S^2_{LE.NB} + S^2_{LE.w.NB} \\
&= \sum_{x=0}^{w-1}\hat{P}^2_{0x}\left[(1-a_x)n_x + \hat{e}_{x+1}\right]^2\frac{\hat{q}_x(1-\hat{q}_x)}{D_x}\left(\frac{P^-_x}{P^+_x}\right)^2 + \frac{\hat{P}^2_{0w}}{M^3_w P_w}\left(\frac{P^-_w}{P^+_w}\right)
\end{aligned}
\qquad (9-8)
$$

三　数据来源

本章使用 1982 年、1990 年、2000 年和 2010 年四次全国人口普查中的死亡数据考察死亡水平的变化情况。在这四次全国人口普查数据中，缺失数据的省份是重庆（1997 年成立）、海南（1988 年设立）、西藏（1982 年未统计人口死亡数据）、上海（1982 年的人口死亡数据未查到）。

中国的人口普查数据是采用调查法得到，但是调查结果发现死亡率偏低，缺乏准确性。尤其是 2010 年全国人口普查数据中 0 岁死亡率是 3.82‰，严重偏低。我们根据《中国卫生统计年鉴 2011》中婴儿死亡率 13.10‰对 2010 年全国人口普查数据中的婴儿死亡数据进行调整，其余数据未经调整直接使用。本章使用 MATLAB R2019b 软件计算死亡率、死亡概率、存活概率和人口预期寿命的样本方差。

四　研究结果

（一）死亡率、死亡概率和存活概率的95%置信区间

表 9-1 至表 9-3 分别显示了 1982 年、1990 年、2000 年和 2010 年年龄别死亡率、死亡概率和存活概率及其 95% 置信区间。由于本章使用的是全国层面的数据，样本量较大，因此得到的死亡率、死亡概率和存活概率的样本方差值很小（见表 9-4），死亡率、死亡概率和存活概率的 95% 置信区间的长度也较小。随着社会经济发展和医疗水平的提高，0 岁死亡率、1~4 岁死亡率以及 65 岁及以上老年人口死亡率逐渐减小，存活概率逐渐增大。

（二）人口预期寿命及95%置信区间

关于人口预期寿命随时间的变化过程，本章采用 Chiang（1984）人口预期寿命方差模型和调整的 Chiang（1984）人口预期寿命方差模型（Lo et al.，2016）计算年龄别人口预期寿命方差，并进行比较。表 9-5 展示的是 0~89 岁人口预期寿命及其 95% 置信区间，发现 1982~2010 年全国 0 岁时人口预期寿命增加了 9.81 岁；伴随医疗水平的提高和社会经济的发展，各年龄组的人口预期寿命均有提高，65 岁时人口预期寿命也逐渐上升。

使用 Chiang（1984）人口预期寿命方差模型和调整的 Chiang（1984）人口预期寿命方差模型（Lo et al.，2016）得到年龄别的人口预期寿命及其 95% 置信区间，发现区间长度很小，并且不同人口预期寿命方差模型的区间结果相差很小（见表 9-6）。这说明死亡人口数量服从二项分布或者负二项分布，对人口预期寿命方差大小影响不大，即人口预期寿命的 95% 置信区间结果区分不大。

表 9 - 1 1982 年、1990 年、2000 年、2010 年年龄别死亡率及其 95% 置信区间

年龄	1982			1990			2000			2010		
	死亡率	95% CI		死亡率	95% CI		死亡率	95% CI		死亡率	95% CI	
0	0.0343	0.0343	0.0344	0.0276	0.0276	0.0277	0.0269	0.0268	0.0270	0.0131	0.0130	0.0132
1 - 4	0.0043	0.0043	0.0043	0.0024	0.0024	0.0024	0.0015	0.0015	0.0015	0.0006	0.0006	0.0007
5 - 9	0.0012	0.0012	0.0012	0.0007	0.0007	0.0007	0.0006	0.0005	0.0006	0.0003	0.0003	0.0003
10 - 14	0.0007	0.0007	0.0007	0.0006	0.0006	0.0006	0.0004	0.0004	0.0004	0.0003	0.0003	0.0003
15 - 19	0.0010	0.0010	0.0010	0.0010	0.0010	0.0010	0.0006	0.0006	0.0006	0.0004	0.0004	0.0004
20 - 24	0.0014	0.0014	0.0014	0.0013	0.0013	0.0013	0.0010	0.0010	0.0010	0.0005	0.0005	0.0005
25 - 29	0.0015	0.0015	0.0015	0.0013	0.0013	0.0013	0.0011	0.0011	0.0011	0.0006	0.0006	0.0006
30 - 34	0.0017	0.0017	0.0017	0.0015	0.0015	0.0016	0.0013	0.0013	0.0013	0.0008	0.0008	0.0008
35 - 39	0.0023	0.0022	0.0023	0.0020	0.0020	0.0020	0.0017	0.0017	0.0017	0.0012	0.0012	0.0012
40 - 44	0.0032	0.0032	0.0032	0.0028	0.0028	0.0029	0.0024	0.0024	0.0024	0.0018	0.0017	0.0018
45 - 49	0.0048	0.0048	0.0048	0.0044	0.0043	0.0044	0.0035	0.0035	0.0035	0.0026	0.0026	0.0026
50 - 54	0.0076	0.0076	0.0076	0.0069	0.0069	0.0070	0.0055	0.0055	0.0055	0.0042	0.0042	0.0042
55 - 59	0.0122	0.0122	0.0123	0.0111	0.0111	0.0112	0.0087	0.0087	0.0087	0.0062	0.0062	0.0062
60 - 64	0.0205	0.0204	0.0205	0.0187	0.0187	0.0188	0.0148	0.0148	0.0148	0.0103	0.0103	0.0103
65 - 69	0.0317	0.0316	0.0317	0.0301	0.0300	0.0302	0.0244	0.0243	0.0244	0.0172	0.0172	0.0172
70 - 74	0.0530	0.0529	0.0531	0.0503	0.0502	0.0504	0.0423	0.0422	0.0424	0.0306	0.0306	0.0307
75 - 79	0.0795	0.0794	0.0797	0.0764	0.0763	0.0766	0.0665	0.0664	0.0666	0.0495	0.0494	0.0496
80 - 84	0.1278	0.1276	0.1281	0.1216	0.1214	0.1218	0.1117	0.1115	0.1119	0.0848	0.0847	0.0849
85 - 89	0.1868	0.1863	0.1873	0.1748	0.1744	0.1751	0.1603	0.1600	0.1606	0.1274	0.1272	0.1276
90 +	0.2713	0.2713	0.2713	0.2925	0.2925	0.2925	0.2508	0.2508	0.2508	0.2009	0.2009	0.2009

数据来源：根据 1982 年、1990 年、2000 年和 2010 年全国人口普查数据计算。

表9-2 1982年、1990年、2000年、2010年年龄别死亡概率及其95%置信区间

年龄	1982 死亡概率	1982 95% CI		1990 死亡概率	1990 95% CI		2000 死亡概率	2000 95% CI		2010 死亡概率	2010 95% CI	
0	0.0338	0.0337	0.0338	0.0273	0.0272	0.0273	0.0265	0.0265	0.0266	0.0130	0.0129	0.0131
1-4	0.0171	0.0170	0.0171	0.0095	0.0094	0.0095	0.0059	0.0059	0.0060	0.0026	0.0025	0.0026
5-9	0.0060	0.0059	0.0060	0.0037	0.0037	0.0037	0.0027	0.0027	0.0028	0.0015	0.0015	0.0015
10-14	0.0036	0.0035	0.0036	0.0028	0.0028	0.0029	0.0021	0.0021	0.0021	0.0015	0.0015	0.0015
15-19	0.0048	0.0048	0.0048	0.0049	0.0049	0.0049	0.0031	0.0031	0.0032	0.0019	0.0019	0.0020
20-24	0.0070	0.0070	0.0071	0.0067	0.0066	0.0067	0.0048	0.0048	0.0049	0.0025	0.0025	0.0025
25-29	0.0073	0.0072	0.0073	0.0066	0.0065	0.0066	0.0055	0.0055	0.0055	0.0030	0.0030	0.0031
30-34	0.0083	0.0082	0.0083	0.0077	0.0077	0.0078	0.0066	0.0066	0.0067	0.0040	0.0040	0.0041
35-39	0.0112	0.0112	0.0113	0.0098	0.0098	0.0099	0.0084	0.0083	0.0084	0.0058	0.0058	0.0058
40-44	0.0160	0.0159	0.0160	0.0141	0.0141	0.0142	0.0119	0.0119	0.0120	0.0087	0.0087	0.0088
45-49	0.0236	0.0235	0.0237	0.0216	0.0215	0.0217	0.0172	0.0171	0.0173	0.0130	0.0129	0.0130
50-54	0.0373	0.0372	0.0375	0.0341	0.0340	0.0342	0.0271	0.0270	0.0272	0.0207	0.0206	0.0208
55-59	0.0594	0.0592	0.0595	0.0542	0.0541	0.0544	0.0425	0.0423	0.0426	0.0305	0.0304	0.0305
60-64	0.0974	0.0971	0.0976	0.0895	0.0893	0.0897	0.0713	0.0711	0.0715	0.0502	0.0501	0.0504
65-69	0.1467	0.1464	0.1470	0.1400	0.1397	0.1403	0.1148	0.1146	0.1151	0.0825	0.0823	0.0827
70-74	0.2341	0.2336	0.2346	0.2233	0.2229	0.2237	0.1912	0.1909	0.1916	0.1423	0.1420	0.1426
75-79	0.3318	0.3311	0.3324	0.3208	0.3202	0.3214	0.2851	0.2846	0.2855	0.2203	0.2200	0.2207
80-84	0.4843	0.4833	0.4854	0.4663	0.4655	0.4672	0.4365	0.4358	0.4372	0.3499	0.3493	0.3504
85-89	0.6366	0.6349	0.6383	0.6081	0.6068	0.6094	0.5722	0.5711	0.5733	0.4832	0.4824	0.4840
90+	1.0000	1.0000	1.0000	1.0000	1.0000	1.0000	1.0000	1.0000	1.0000	1.0000	1.0000	1.0000

数据来源：根据1982年、1990年、2000年和2010年全国人口普查数据计算。

表 9-3 1982 年、1990 年、2000 年、2010 年年龄别存活概率及其 95% 置信区间

年龄	1982		1990		2000		2010	
	存活概率	95% CI	存活概率	95% CI	存活概率	95% CI	存活概率	95% CI
0	1.0000	0.9999 1.0000	1.0000	0.9999 1.0000	1.0000	0.9999 1.0000	1.0000	0.9999 1.0000
1-4	0.9662	0.9661 0.9663	0.9727	0.9727 0.9728	0.9735	0.9734 0.9736	0.9870	0.9869 0.9871
5-9	0.9829	0.9828 0.9830	0.9905	0.9904 0.9906	0.9941	0.9940 0.9942	0.9974	0.9973 0.9975
10-14	0.9940	0.9939 0.9941	0.9963	0.9962 0.9964	0.9973	0.9972 0.9974	0.9985	0.9984 0.9986
15-19	0.9964	0.9963 0.9965	0.9972	0.9971 0.9973	0.9979	0.9978 0.9980	0.9985	0.9984 0.9986
20-24	0.9952	0.9951 0.9953	0.9951	0.9950 0.9952	0.9969	0.9968 0.9970	0.9981	0.9979 0.9982
25-29	0.9930	0.9928 0.9931	0.9933	0.9932 0.9934	0.9952	0.9950 0.9953	0.9975	0.9974 0.9976
30-34	0.9927	0.9926 0.9929	0.9934	0.9933 0.9936	0.9945	0.9944 0.9946	0.9970	0.9968 0.9971
35-39	0.9917	0.9916 0.9919	0.9923	0.9922 0.9924	0.9934	0.9933 0.9935	0.9960	0.9958 0.9961
40-44	0.9888	0.9886 0.9890	0.9902	0.9901 0.9903	0.9916	0.9915 0.9918	0.9942	0.9941 0.9943
45-49	0.9840	0.9838 0.9842	0.9859	0.9857 0.9860	0.9881	0.9879 0.9882	0.9913	0.9911 0.9914
50-54	0.9764	0.9762 0.9767	0.9784	0.9782 0.9786	0.9828	0.9826 0.9830	0.9870	0.9869 0.9872
55-59	0.9627	0.9623 0.9630	0.9659	0.9656 0.9662	0.9729	0.9727 0.9731	0.9793	0.9791 0.9795
60-64	0.9406	0.9402 0.9411	0.9458	0.9454 0.9461	0.9575	0.9572 0.9578	0.9695	0.9693 0.9698
65-69	0.9026	0.9021 0.9032	0.9105	0.9100 0.9110	0.9287	0.9283 0.9291	0.9498	0.9495 0.9501
70-74	0.8533	0.8525 0.8542	0.8600	0.8593 0.8607	0.8852	0.8846 0.8857	0.9175	0.9171 0.9179
75-79	0.7659	0.7646 0.7672	0.7767	0.7756 0.7778	0.8088	0.8079 0.8096	0.8577	0.8571 0.8583
80-84	0.6682	0.6658 0.6707	0.6792	0.6773 0.6812	0.7149	0.7135 0.7164	0.7797	0.7787 0.7806
85-89	0.5157	0.5099 0.5214	0.5337	0.5295 0.5379	0.5635	0.5605 0.5665	0.6501	0.6484 0.6519
90+	0.3634	0.3593 0.3675	0.3919	0.3888 0.3950	0.4278	0.4255 0.4301	0.5168	0.5154 0.5182

数据来源：根据 1982 年、1990 年、2000 年和 2010 年全国人口普查数据计算。

表 9－4　1982 年、1990 年、2000 年、2010 年死亡率、死亡概率和存活概率的样本方差

年龄	1982 $10^8 S_{M_x}^2$	$10^8 S_{\tilde{q}_x}^2$	$10^8 S_{\tilde{p}_{0x}}^2$	1990 $10^8 S_{M_x}^2$	$10^8 S_{\tilde{q}_x}^2$	$10^8 S_{\tilde{p}_{0x}}^2$	2000 $10^8 S_{M_x}^2$	$10^8 S_{\tilde{q}_x}^2$	$10^8 S_{\tilde{p}_{0x}}^2$	2010 $10^8 S_{M_x}^2$	$10^8 S_{\tilde{q}_x}^2$	$10^8 S_{\tilde{p}_{0x}}^2$
0	0.1671	0.1615	0.1615	0.1142	0.1111	0.1111	0.2071	0.2016	0.2016	0.0819	0.2776	0.2776
1－4	0.0057	0.0893	0.2400	0.0026	0.0408	0.1459	0.0025	0.0405	0.2315	0.0010	0.0167	0.2871
5－9	0.0010	0.0260	0.2762	0.0007	0.0186	0.1710	0.0006	0.0144	0.2567	0.0004	0.0106	0.3042
10－14	0.0005	0.0136	0.2976	0.0006	0.0143	0.1885	0.0003	0.0086	0.2675	0.0004	0.0097	0.3148
15－19	0.0008	0.0195	0.3209	0.0008	0.0199	0.2104	0.0006	0.0153	0.2842	0.0004	0.0092	0.3244
20－24	0.0018	0.0457	0.3718	0.0011	0.0263	0.2382	0.0010	0.0251	0.3106	0.0004	0.0101	0.3346
25－29	0.0016	0.0391	0.4147	0.0013	0.0327	0.2734	0.0009	0.0226	0.3340	0.0006	0.0151	0.3499
30－34	0.0023	0.0579	0.4815	0.0018	0.0441	0.3228	0.0010	0.0261	0.3622	0.0008	0.0204	0.3709
35－39	0.0042	0.1038	0.6024	0.0023	0.0572	0.3868	0.0016	0.0397	0.4053	0.0010	0.0237	0.3951
40－44	0.0066	0.1614	0.7915	0.0046	0.1127	0.5148	0.0029	0.0704	0.4830	0.0014	0.0350	0.4310
45－49	0.0099	0.2421	1.0795	0.0088	0.2151	0.7625	0.0041	0.1003	0.5941	0.0026	0.0633	0.4964
50－54	0.0182	0.4384	1.6157	0.0147	0.3553	1.1795	0.0088	0.2133	0.8372	0.0051	0.1243	0.6281
55－59	0.0342	0.8051	2.6354	0.0255	0.6026	1.9088	0.0181	0.4334	1.3452	0.0075	0.1819	0.8226
60－64	0.0685	1.5504	4.7290	0.0509	1.1614	3.3985	0.0335	0.7781	2.2983	0.0172	0.4090	1.2850
65－69	0.1298	2.7863	8.8489	0.1001	2.1642	6.4175	0.0632	1.4038	4.1204	0.0390	0.8973	2.3506
70－74	0.2869	5.5915	18.9779	0.2214	4.3681	13.6810	0.1404	2.8717	8.3884	0.0805	1.7373	4.5922
75－79	0.6291	10.9424	45.0413	0.4842	8.5336	32.1721	0.3157	5.8038	18.9853	0.1645	3.2555	9.3520
80－84	1.8616	26.7277	158.1702	1.2456	18.3117	99.3525	0.8640	13.2006	56.4986	0.4323	7.3570	24.1282

续表

年龄	1982			1990			2000			2010		
	$10^8 S^2_{M_x}$	$10^8 S^2_{q_x}$	$10^8 S^2_{P_x}$	$10^8 S^2_{M_x}$	$10^8 S^2_{q_x}$	$10^8 S^2_{P_x}$	$10^8 S^2_{M_x}$	$10^8 S^2_{q_x}$	$10^8 S^2_{P_x}$	$10^8 S^2_{M_x}$	$10^8 S^2_{q_x}$	$10^8 S^2_{P_x}$
85 – 89	6.4609	75.0596	873.2806	3.7444	45.3392	462.5300	2.5171	32.0709	233.1215	1.2224	17.5775	81.2395
90 +	0.0000	0.0000	433.6743	0.0000	0.0000	249.4082	0.0000	0.0000	134.3677	0.0000	0.0000	51.3347

数据来源：根据1982年、1990年、2000年和2010年全国人口普查数据计算。

表 9－5 1982 年、1990 年、2000 年、2010 年 0～89 岁人口预期寿命及其 95% 置信区间

年龄别	1982 预期寿命	1982 Chiang方法 95%CI		1982 方法3 95%CI		1990 预期寿命	1990 Chiang方法 95%CI		1990 方法3 95%CI		2000 预期寿命	2000 Chiang方法 95%CI		2000 方法3 95%CI		2010 预期寿命	2010 Chiang方法 95%CI		2010 方法3 95%CI	
0	68.18	68.17	68.19	68.17	68.19	70.05	70.04	70.06	70.04	70.06	72.46	72.45	72.47	72.45	72.48	77.99	77.98	78.00	77.98	78.00
1－4	69.56	69.55	69.57	69.55	69.57	71.01	71.00	71.02	71.00	71.02	73.44	73.43	73.45	73.43	73.45	77.29	77.28	77.30	77.28	77.30
5－9	66.74	66.73	66.75	66.73	66.75	67.68	67.67	67.69	67.67	67.69	69.86	69.86	69.87	69.86	69.87	73.49	73.48	73.49	73.48	73.49
10－14	62.13	62.11	62.14	62.11	62.14	62.92	62.91	62.93	62.91	62.93	65.05	65.04	65.06	65.04	65.06	68.59	68.58	68.60	68.58	68.60
15－19	57.34	57.33	57.35	57.33	57.35	58.09	58.08	58.10	58.08	58.10	60.18	60.17	60.19	60.17	60.19	63.69	63.68	63.70	63.68	63.70
20－24	52.60	52.59	52.61	52.59	52.61	53.37	53.36	53.38	53.36	53.38	55.36	55.35	55.37	55.35	55.37	58.81	58.80	58.82	58.80	58.82
25－29	47.96	47.95	47.97	47.95	47.97	48.71	48.70	48.72	48.70	48.72	50.62	50.61	50.63	50.61	50.63	53.95	53.94	53.96	53.94	53.96
30－34	43.29	43.28	43.30	43.28	43.30	44.01	44.00	44.02	44.00	44.02	45.89	45.88	45.89	45.88	45.90	49.11	49.10	49.12	49.10	49.12
35－39	38.63	38.62	38.64	38.62	38.64	39.33	39.33	39.34	39.32	39.34	41.18	41.17	41.18	41.17	41.18	44.30	44.29	44.31	44.29	44.31
40－44	34.04	34.03	34.05	34.03	34.05	34.70	34.69	34.71	34.69	34.71	36.50	36.49	36.51	36.49	36.51	39.54	39.53	39.55	39.53	39.55
45－49	29.55	29.54	29.56	29.54	29.56	30.16	30.15	30.17	30.15	30.17	31.91	31.91	31.92	31.90	31.92	34.87	34.86	34.88	34.86	34.88
50－54	25.21	25.20	25.21	25.19	25.22	25.77	25.76	25.78	25.76	25.78	27.43	27.42	27.44	27.42	27.44	30.29	30.29	30.30	30.29	30.30
55－59	21.09	21.08	21.09	21.08	21.10	21.59	21.58	21.60	21.58	21.60	23.12	23.12	23.13	23.11	23.13	25.88	25.87	25.89	25.87	25.89
60－64	17.26	17.25	17.27	17.25	17.27	17.69	17.68	17.69	17.68	17.70	19.04	19.04	19.04	19.03	19.04	21.62	21.61	21.62	21.61	21.62
65－69	13.85	13.84	13.86	13.84	13.86	14.18	14.17	14.19	14.17	14.19	15.31	15.31	15.31	15.30	15.31	17.63	17.62	17.63	17.62	17.63
70－74	10.80	10.79	10.81	10.79	10.81	11.08	11.08	11.09	11.08	11.09	11.97	11.97	11.97	11.96	11.97	13.99	13.98	13.99	13.98	13.99
75－79	8.34	8.33	8.34	8.33	8.35	8.55	8.54	8.55	8.54	8.55	9.21	9.21	9.21	9.20	9.21	10.89	10.89	10.90	10.89	10.90
80－84	6.24	6.23	6.24	6.23	6.24	6.41	6.40	6.41	6.40	6.41	6.88	6.89	6.89	6.88	6.89	8.26	8.26	8.27	8.26	8.27
85－89	4.75	4.74	4.75	4.74	4.75	4.82	4.82	4.82	4.82	4.82	5.28	5.28	5.28	5.27	5.28	6.36	6.36	6.37	6.36	6.37

数据来源：根据 1982 年、1990 年、2000 年和 2010 年全国人口普查数据计算。

表 9 - 6　1982、1990、2000、2010 年人口预期寿命的样本方差

年龄	1982		1990		2000		2010	
	$10^4 S_{LE}^2$	$10^4 S_{LE,adj,NB}^2$	$10^4 S_{LE}^2$	$10^4 S_{LE,adj,NB}^2$	$10^4 S_{LE}^2$	$10^4 S_{LE,adj,NB}^2$	$10^4 S_{LE}^2$	$10^4 S_{LE,adj,NB}^2$
0	0.4344	0.4747	0.3206	0.3468	0.3280	0.3511	0.3412	0.3561
1 - 4	0.3552	0.3902	0.2637	0.2867	0.2178	0.2354	0.1732	0.1867
5 - 9	0.3175	0.3522	0.2458	0.2687	0.1988	0.2163	0.1643	0.1777
10 - 14	0.3077	0.3423	0.2384	0.2613	0.1927	0.2102	0.1593	0.1727
15 - 19	0.3032	0.3378	0.2336	0.2564	0.1895	0.2071	0.1553	0.1687
20 - 24	0.2977	0.3323	0.2278	0.2507	0.1848	0.2023	0.1521	0.1655
25 - 29	0.2871	0.3217	0.2215	0.2444	0.1783	0.1958	0.1491	0.1625
30 - 34	0.2797	0.3143	0.2151	0.2380	0.1735	0.1910	0.1454	0.1588
35 - 39	0.2709	0.3055	0.2082	0.2310	0.1690	0.1865	0.1413	0.1547
40 - 44	0.2588	0.2933	0.2012	0.2240	0.1636	0.1811	0.1375	0.1509
45 - 49	0.2445	0.2789	0.1908	0.2136	0.1563	0.1738	0.1332	0.1466
50 - 54	0.2290	0.2633	0.1764	0.1990	0.1487	0.1661	0.1273	0.1407
55 - 59	0.2096	0.2435	0.1598	0.1822	0.1372	0.1545	0.1189	0.1322
60 - 64	0.1860	0.2194	0.1412	0.1632	0.1215	0.1385	0.1104	0.1235
65 - 69	0.1578	0.1900	0.1188	0.1399	0.1037	0.1202	0.0977	0.1106
70 - 74	0.1288	0.1592	0.0948	0.1144	0.0849	0.1005	0.0807	0.0931
75 - 79	0.0970	0.1240	0.0683	0.0853	0.0637	0.0775	0.0618	0.0729
80 - 84	0.0678	0.0901	0.0437	0.0569	0.0430	0.0542	0.0434	0.0527
85 - 89	0.0350	0.0487	0.0198	0.0270	0.0205	0.0268	0.0223	0.0281

数据来源：根据 1982 年、1990 年、2000 年和 2010 年全国人口普查数据计算。

表 9 - 7 描述了最高年龄组（90 岁及以上）人口预期寿命及其 95% 置信区间，本章采用 Lo et al.（2016）调整的 Chiang（1984）人口预期寿命方差（见表 9 - 8），发现方法 1 和方法 3 得到的人口预期寿命的 95% 置信区间结果相近，而方法 2 的 95% 置信区间较大的原因是增加了最高年龄组人口误差的方差。

（三）各省份人口预期寿命的样本标准差

使用 Chiang（1984）人口预期寿命方差模型和调整的 Chiang（1984）人口预期寿命方差模型（Lo et al.，2016）计算各省份人口预期寿命的方差，由于各省份人口预期寿命方差值比较小，其 95% 置信区间长度也较小，不同方法计算结果的差异不明显。本章选用人口预期寿命的标准差来反映不同省份随时间变化的情况，见图 9 - 1 至图 9 - 4。在标准差较小的情况下，人口较少的西部地区和东北地区的人口预期寿命标准差相对较大，而在人口集中的部分沿海地区和中东部地区的标准差相对偏小。

表 9 - 7 1982 年、1990 年、2000 年、2010 年最高年龄组的
人口预期寿命及其 95% 置信区间

年份	预期寿命	方法 1		方法 2		方法 3	
		95% CI		95% CI		95% CI	
1982	3.69	3.68	3.70	3.62	3.75	3.67	3.70
1990	3.42	3.41	3.43	3.35	3.49	3.41	3.43
2000	3.99	3.98	3.99	3.90	4.07	3.98	4.00
2010	4.98	4.97	4.99	4.85	5.10	4.97	4.99

数据来源：根据 1982 年、1990 年、2000 年和 2010 年全国人口普查数据计算。

表 9 - 8 1982 年、1990 年、2000 年、2010 年最高年龄组的人口预期寿命方差

样本方差	1982	1990	2000	2010
$10^4 S^2_{LE.w}$	0.2709	0.1771	0.1401	0.1785
$10^4 S^2_{LE.w.pop}$	11.4822	11.3987	18.3248	41.5493
$10^4 S^2_{LE.w.NB}$	0.3406	0.2203	0.1700	0.2119

数据来源：根据 1982 年、1990 年、2000 年和 2010 年全国人口普查数据计算。

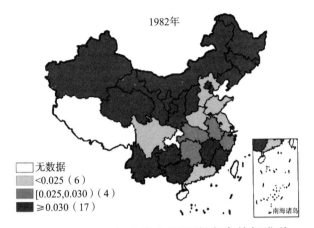

图 9 - 1　1982 年 0 岁人口预期寿命的标准差

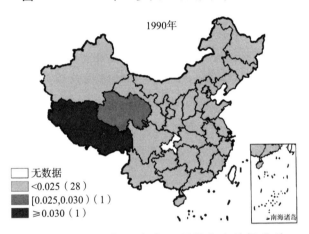

图 9 - 2　1990 年 0 岁人口预期寿命的标准差

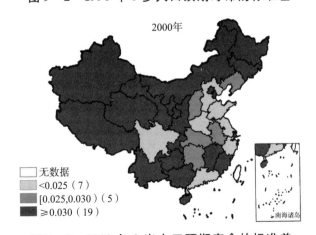

图 9 - 3　2000 年 0 岁人口预期寿命的标准差

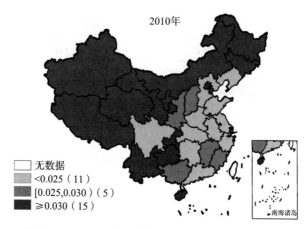

图 9 - 4　2010 年 0 岁人口预期寿命的标准差

五　本章小结

自 1980 年以来，中国开始对死亡数据进行统计，但是存在死亡漏报和年龄误报等现象造成的数据质量问题。本章使用死亡率、死亡概率、存活概率和人口预期寿命等多个死亡指标来反映中国的死亡水平。本章得到以下结论。

首先，由于样本量较大，本章计算得到的死亡率、死亡概率、存活概率和人口预期寿命的方差数值比较小，其 95% 置信区间长度也较小。

其次，依据 Lo et al. （2016）调整的 Chiang （1984）人口预期寿命方差模型，考虑最高年龄组人口预期寿命方差和最高年龄组人口误差对整体人口预期寿命方差的贡献以及模型结果的分散程度，发现方法 1 和方法 3 与调整的 Chiang （1984）人口预期寿命方差模型的计算结果很接近，其 95% 置信区间相同，这说明死亡人数服从二项分布或者负二项分布，对人口预期寿命的 95% 置信区间影响较小。而方法 2 中增加了人口误差项，增加了人口预期寿命 95% 置信区间长度。

最后，人口预期寿命标准差相对较大的省份集中在西部和东北等人口较少的地区，而人口较多的部分沿海地区和中东部地区的标准差则相对较小。

本章具有一定的局限性。首先是样本量问题，本章使用了全国和省级层面的数据进行年龄别分析，样本方差值比较小。后续可以进一步分析小样本情况下，样本方差值的变化范围。其次，本章只是简单地呈现了数学公式，没有给出严格的数学推导证明。最后，本章没有对使用的方法进行灵敏度和可靠性分析，后续研究可以从数理方法上继续探讨。

第十章 粗死亡率变化的分解

一 引言

20 世纪 80 年代以来，中国人口粗死亡率不断下降，其中 1982 年、1990 年、2000 年和 2010 年分别为 6.30‰、6.28‰、5.92‰和 5.69‰。粗死亡率的变化是年龄结构变化和年龄别死亡率变化的结果，人口年龄结构变化会影响粗死亡率的变化（宋健，2019）。以往的一些研究采用分解的方法消除年龄结构变化对于粗死亡率变化的影响（Das Gupta，1993；Canudas-Romo，2003）。

中国存在巨大的省际差异，各省份的人口总量、人口年龄结构各不相同，粗死亡率也存在较大的区域差异。自改革开放以来，特别是 1990 年之后，无论是省际还是东中西部、东北地区均呈现区域发展差距扩大趋势（金相郁、郝寿义，2006）。就粗死亡率而言，这种差异既表现在同一时期不同省份粗死亡率的差异，也表现在同一省份不同时期粗死亡率的差异。中国人口的年龄结构和年龄别死亡率也存在区域差异，从而使研究中国的粗死亡率变化规律变得复杂。

本章基于人口普查数据，通过分解的方法解释粗死亡率的变化，主要分析以下两个问题：（1）分析 1982 年到 2010 年年龄结构变化和年龄别死亡率变化对粗死亡率变化的影响；（2）研究年龄结构变化和年龄别死亡率变化对粗死亡率变化影响的区域差异。本章希望从年龄结构变化和年龄别死亡率变化的角度更好地揭示粗死亡率变化的内在机理，了解过去三十多年中国粗死亡率变动的规律，得出这两个因素对粗死亡率变化影响的区域差异，为评价中国的经济发展和医疗水平等提供依据。

二 研究方法

本章使用分解方法，把粗死亡率的变化分解为年龄别死亡率变化的影响和年龄结构变化的影响，研究粗死亡率随时间变化的规律，并对各省份数据进行讨论。借鉴 Das Gupta（1993）、Dietzenbacher and Los（1998）、Canudas-Romo（2003）等的分解方法。

人口 A 和 B 的粗死亡率之差 Δ 可以表示为：

$$\Delta = CDR^B - CDR^A = \sum_i c_i^B \cdot m_i^B - \sum_i c_i^A \cdot m_i^A$$

其中，m_i^A 和 m_i^B 表示人口 A 和 B 中年龄组 i 的死亡率，c_i^A 和 c_i^B 表示人口 A 和 B 中年龄组 i 的人口比重，Δ 可以被分解为：

$$\Delta = \sum_i \left(c_i^B - c_i^A \right) \times \frac{m_i^A + m_i^B}{2} + \sum_i \left(m_i^B - m_i^A \right) \times \frac{c_i^A + c_i^B}{2}$$

上式右边第一项表示年龄结构变化对 Δ 的影响，右边第二项表示年龄别死亡率变化对 Δ 的影响。这样，粗死亡率之差就被分解为两项，一项是年龄结构变化的贡献，另一项是年龄别死亡率变化的贡献。这种因素分解的方法，不仅可以用于同一地区不同时期粗死亡率变化的分解，也可以用于比较同一时期两地区之间粗死亡率差异的分解。

三 数据来源

本章使用中国国家统计局公布的 1982 年、1990 年、2000 年、2010 年人口普查数据中全国和各省份年龄结构数据和死亡数据。本章使用未经调整的 1982 年、1990 年、2000 年和 2010 年人口普查数据进行计算。在这四次人口普查数据中，个别年份缺失数据的省份是重庆（1997 年成立）、海南（1988 年设立）、西藏（1982 年未统计人口死亡数据）、上海（1982 年的人口死亡数据未查到）。1990 年人口普查数据收集的死亡人数包括 1989 年上半年、下半年和 1990 年上半年死亡的人口数量，本章使用的是 1989 年下半年和 1990 年上半年的死亡人口数据。此外，本章根据《中国卫生统计年鉴 2011》中婴儿死亡率 13.10‰对 2010 年普查数据中的婴儿死亡数据进行调整，其余数据未调整直接使用。

四 分解结果

（一）粗死亡率变化

图 10-1 提供了四次人口普查数据年龄别死亡率，中国的年龄别死亡率呈典型的"J"字形分布，1982 年至 2010 年间年龄别死亡率均有不同程度的下降。其中 0 岁死亡率和 65 岁及以上老年人口死亡率出现了明显的下降。

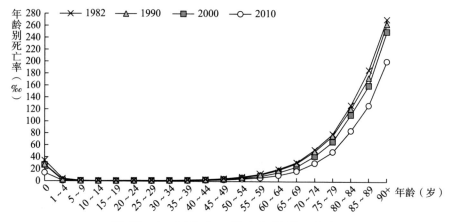

图 10-1 历次人口普查年龄别死亡率

表 10-1 提供了 1982 年、1990 年、2000 年、2010 年全国、城市、城镇、农村的粗死亡率。1982 年至 2010 年全国粗死亡率不断下降，城市粗死亡率先上升后下降，城镇粗死亡率先上升后下降又上升，农村粗死亡率不断上升。1982 年对比来看农村粗死亡率最高，城镇最低；1990 年、2000 年、2010 年农村粗死亡率最高，城市最低，农村和城市的粗死亡率之差呈现上升趋势，由 1990 年的 1.14‰增至 2010 年的 3.94‰。

表 10 - 1　全国、城市、城镇、农村的粗死亡率

单位：‰

年份	全国	城市	城镇	农村
1982	6. 30	5. 16	4. 60	6. 63
1990	6. 28	5. 69	5. 94	6. 83
2000	5. 92	4. 21	4. 45	6. 87
2010	5. 69	3. 52	4. 56	7. 46

资料来源：基于 1982 年、1990 年、2000 年和 2010 年全国人口普查数据计算。

（二）粗死亡率变化的分解

表 10 - 2 提供了全国、城市、城镇、农村粗死亡率随时间变化的分解结果。全国粗死亡率的变化主要是受年龄别死亡率变化的影响，农村主要是受年龄结构变化的影响，城市和城镇在 1982～1990 年期间是受年龄结构变化的影响，1990～2000 年和 2000～2010 年两个时期是受年龄别死亡率变化的影响。

具体如下：（1）就全国来说，在 1982～1990 年、1990～2000 年、2000～2010 年三个时期，年龄别死亡率变化的贡献值为负值，其绝对值大于年龄结构变化贡献值的绝对值。因此，1982 年到 2010 年，全国粗死亡率持续下降。（2）就城市来说，1982～1990 年，年龄别死亡率变化贡献值的绝对值小于年龄结构变化贡献值的绝对值，因此，1982 年到 1990 年城市粗死亡率呈现上升趋势。在 1990～2000 年、2000～2010 年期间，年龄别死亡率变化贡献值的绝对值大于年龄结构变化贡献值的绝对值，1990～2010 年城市粗死亡率呈现下降趋势。（3）就城镇来说，在 1982～1990 年，年龄别死亡率变化贡献值和年龄结构变化贡献值均为正，因此，1982 年到 1990 年城镇粗死亡率呈现上升趋势；在 1990～2000 年年龄别死亡率变化贡献值的绝对值大于年龄结构变化贡献值的绝对值，因此，1990 年到 2000 年城镇粗死亡率呈现下降趋势；在 2000～2010 年，年龄别死亡率变化贡献值的绝对值小于年龄结构变化贡献值的绝对值，因此，2000～2010 年城镇粗死亡率呈现上升趋势。（4）就农村来说，在 1982～1990 年、1990～2000 年、2000～2010 年三个时期，年龄别死亡率变化贡献值的绝对值小于年龄结构

变化贡献值的绝对值。因此，1982～2010年农村粗死亡率持续上升。

表 10 – 2   全国、城市、城镇、农村粗死亡率变化分解

类别		变化	年龄别死亡率变化贡献值	年龄结构变化贡献值
全国	1982～1990	– 0.02	– 0.59	0.57
	1990～2000	– 0.36	– 0.97	0.61
	2000～2010	– 0.23	– 1.54	1.31
城市	1982～1990	0.53	– 0.15	0.68
	1990～2000	– 1.48	– 1.95	0.47
	2000～2010	– 0.69	– 1.67	0.99
城镇	1982～1990	1.34	0.37	0.97
	1990～2000	– 1.49	– 1.64	0.15
	2000～2010	0.11	– 1.38	1.50
农村	1982～1990	0.20	– 0.48	0.68
	1990～2000	0.04	– 0.96	1.01
	2000～2010	0.59	– 1.89	2.48

数据来源：基于1982年、1990年、2000年和2010年全国人口普查数据计算。

表 10 – 3 提供了城市粗死亡率、城镇粗死亡率和农村粗死亡率两两之间的分解结果，城市和城镇的粗死亡率均低于农村，1990～2010年是城市粗死亡率低于城镇。城市和城镇、城镇和农村、城市和农村粗死亡率差异，主要是受年龄别死亡率因素的影响。

具体如下：（1）城市粗死亡率和城镇粗死亡率的比较，发现1982年年龄别死亡率差异和年龄结构差异贡献值均为正，两者贡献值之和为正，1982年城市粗死亡率高于城镇；1990年、2000年和2010年年龄别死亡率差异贡献值为负，并且年龄别死亡率差异贡献值绝对值大于年龄结构差异贡献值绝对值，因此，1990年、2000年和2010年城市粗死亡率低于城镇。（2）城市粗死亡率和农村粗死亡率、城镇粗死亡率和农村粗死亡率的比较，1982年、1990年、2000年和2010年年龄别死亡率差异和年龄结构差异贡献值均为负，两者贡献值之和为负，因此，城市和城镇的粗死亡率均低于农村粗死亡率。

表 10 – 3　城市、城镇和农村三者之间粗死亡率变化分解

类别		变化	年龄别死亡率变化贡献值	年龄结构变化贡献值
城市 – 城镇	1982	0.56	0.23	0.33
	1990	– 0.24	– 0.28	0.03
	2000	– 0.24	– 0.51	0.27
	2010	– 1.04	– 0.91	– 0.13
城市 – 农村	1982	– 1.47	– 1.31	– 0.16
	1990	– 1.14	– 1.13	– 0.00
	2000	– 2.66	– 2.13	– 0.53
	2010	– 3.94	– 2.75	– 1.19
城镇 – 农村	1982	– 2.03	– 1.54	– 0.49
	1990	– 0.89	– 0.87	– 0.02
	2000	– 2.42	– 1.57	– 0.86
	2010	– 2.90	– 1.77	– 1.13

数据来源：基于 1982 年、1990 年、2000 年和 2010 年全国人口普查数据计算。

（三）粗死亡率变化的分年龄段贡献

表 10 – 4 呈现了不同年龄段对 1982 ～ 1990 年、1990 ～ 2000 年、2000 ～ 2010 年粗死亡率变化的贡献。从 0 岁、1 ～ 14 岁、15 ～ 64 岁和 65 岁及以上人口对粗死亡率变化贡献值发现，65 岁及以上人口对粗死亡率变化的贡献值绝对值是最大的，这说明 65 岁及以上老年人口对粗死亡率的变化起重要作用。

具体如下：（1）就全国来说，在 1982 ～ 1990 年、1990 ～ 2000 年、2000 ～ 2010 年三个时期，0 岁、1 ～ 14 岁、15 ～ 64 岁这三个年龄组对粗死亡率变化的贡献值均为负值，65 岁及以上年龄组对粗死亡率变化的贡献值均为正值，且 0 ～ 64 岁年龄组贡献值绝对值大于 65 岁及以上年龄组贡献值绝对值。1982 ～ 2010 年，全国粗死亡率不断下降。（2）就城市来说，1982 ～ 1990 年，1 ～ 14 岁年龄组对粗死亡率的贡献值为负，其余各年龄组对粗死亡率变化的贡献值为正，1 ～ 14 岁年龄组对粗死亡率变化的贡献值绝对值不大于其余各年龄组对粗死亡率变化的贡献值绝对值，1982 年到 2010 年城市粗死亡率呈现上升趋势。

在1990～2000年、2000～2010年两个时期各年龄组对粗死亡率变化的贡献值均为负。1990年到2010年城市死亡率呈现下降趋势。（3）就城镇来说，1982～1990年不同年龄组对粗死亡率变化的贡献值均为正，1982年到1990年城镇的粗死亡率呈现上升趋势；1990～2000年不同年龄组对粗死亡率变化的贡献值均为负，1990～2000年城镇的粗死亡率呈现下降趋势；2000～2010年，65岁及以上年龄组对粗死亡率变化的贡献值为正，其他年龄组对粗死亡率变化的贡献值为负，并且65岁及以上年龄组对粗死亡率变化的贡献值绝对值高于其他年龄组对粗死亡率变化的贡献值绝对值之和，2000年到2010年城镇的粗死亡率呈现上升趋势。（4）就农村来说，1982～1990年、1990～2000年、2000～2010年三个时期，0岁、1～14岁年龄组对粗死亡率变化的贡献值为负，65岁及以上年龄组对粗死亡率变化的贡献值为正，并且其贡献值的绝对值最大，1982～2010年农村粗死亡率呈现上升趋势。

表 10 - 4　粗死亡率变化的分年龄组贡献

类别		变化	贡献值			
			0 岁	1～14 岁	15～64 岁	65 岁及以上
全国	1982～1990	- 0.02	- 0.11	- 0.24	- 0.02	0.35
	1990～2000	- 0.36	- 0.30	- 0.16	- 0.24	0.34
	2000～2010	- 0.22	- 0.11	- 0.09	- 0.28	0.26
城市	1982～1990	0.53	0.04	- 0.04	0.09	0.45
	1990～2000	- 1.48	- 0.29	- 0.14	- 0.66	- 0.39
	2000～2010	- 0.68	- 0.01	- 0.04	- 0.44	- 0.20
城镇	1982～1990	1.34	0.15	0.04	0.31	0.84
	1990～2000	- 1.49	- 0.32	- 0.18	- 0.53	- 0.45
	2000～2010	0.12	- 0.07	- 0.05	- 0.21	0.44
农村	1982～1990	0.20	- 0.02	- 0.24	0.05	0.40
	1990～2000	0.04	- 0.38	- 0.19	- 0.09	0.72
	2000～2010	0.61	- 0.14	- 0.11	0.00	0.84

数据来源：基于1982年、1990年、2000年和2010年全国人口普查数据计算。

（四）各省份粗死亡率变化分解

（1）各省份粗死亡率变化

1982 年、1990 年、2000 年和 2010 年各省份粗死亡率变化分解结果，见表 10 - 5 和图 10 - 2。图 10 - 2 显示，1982 年、1990 年、2000 年和 2010 年各省份粗死亡率均有所降低，降低的幅度不同。1982 年各省份粗死亡率呈现由南向北逐渐降低，由东向西逐渐升高的趋势，中部地区、西南地区的粗死亡率最高，黑龙江、辽宁、吉林、内蒙古和安徽的粗死亡率较低。1990 年各省份粗死亡率呈现由东向西逐渐升高的趋势，西南地区、西北地区及中部地区的粗死亡率最高，黑龙江、河北、北京、宁夏、福建、广东和海南的粗死亡率较低。2000年西南地区及环渤海地区粗死亡率较高，新疆、黑龙江及东南沿海地区粗死亡率较低。2010 年粗死亡率整体呈现北部粗死亡率较低、西南地区及环渤海地区粗死亡率较高的趋势。

（2）各省份粗死亡率变化分解

1982 年、1990 年、2000 年和 2010 年各省份粗死亡率变化分解结果见表 10 - 5 和图 10 - 3、图 10 - 4、图 10 - 5。1982～1990 年 14 个省份的粗死亡率增加，增加较多的省份有黑龙江、吉林、辽宁、内蒙古、陕西、山东、安徽和贵州，其主要受到年龄结构变化的影响；另外 13 个省份的粗死亡率降低，粗死亡率减小程度较大的省份有新疆、青海、宁夏、山西、河北、湖北、云南和贵州，这些省份的粗死亡率变化主要受到年龄别死亡率变化的影响。

1990～2000 年粗死亡率降低的省份有 23 个，降低最多的省份有新疆、西藏、青海、吉林、安徽、湖南、湖北和广东，其主要受到年龄别死亡率变化的影响；另外 7 个省份的粗死亡率增加，这些省份分别是河北、山东、辽宁、甘肃、贵州、浙江和海南，主要受到年龄结构变化的影响①。

2000～2010 年 20 个省份的粗死亡率下降，下降幅度较大的省份是内蒙古、北京、天津、西藏、贵州、江西、浙江和上海，其主要受

---

① 注：不同时期缺失数据的省份数量不同，故省份总数不同。

表 10－5 1982 年、1990 年、2000 年、2010 年各省份粗死亡率变化分解

省份	1982年粗死亡率	1990年与1982年比较			1990年粗死亡率	2000年与1990年比较			2000年粗死亡率	2010年与2000年比较			2010年粗死亡率
		变化	年龄别死亡率变化贡献值	年龄结构变化贡献值		变化	年龄别死亡率变化贡献值	年龄结构变化贡献值		变化	年龄别死亡率变化贡献值	年龄结构变化贡献值	
北京	5.62	-0.19	-0.66	0.48	5.44	-0.28	-1.24	0.96	5.16	-1.19	-1.53	0.34	3.96
天津	5.99	-0.08	-0.76	0.68	5.90	-0.18	-1.15	0.97	5.72	-1.56	-1.92	0.37	4.17
河北	6.01	-0.25	-0.38	0.14	5.77	0.49	-0.18	0.67	6.26	0.10	-1.16	1.26	6.36
山西	6.50	-0.26	-0.66	0.40	6.24	-0.45	-0.84	0.39	5.79	-0.29	-1.41	1.12	5.50
内蒙古	5.26	0.54	0.20	0.34	5.79	-0.18	-1.07	0.89	5.61	-0.82	-2.38	1.56	4.79
辽宁	5.27	0.67	1.57	-0.90	5.95	0.14	-1.87	2.01	6.09	0.38	-1.37	1.75	6.47
吉林	5.28	0.83	0.23	0.61	6.11	-0.78	-1.79	1.00	5.33	-0.36	-2.06	1.69	4.96
黑龙江	4.93	0.44	-0.04	0.48	5.37	-0.58	-1.81	1.22	4.79	0.29	-1.51	1.80	5.08
上海	—	—	—	—	6.35	-0.55	-1.28	0.74	5.80	-0.79	-0.58	-0.22	5.01
江苏	6.02	0.04	-0.83	0.87	6.06	-0.09	-1.01	0.92	5.97	0.30	-1.04	1.34	6.28
浙江	6.24	-0.15	-0.87	0.72	6.09	0.07	-0.93	1.00	6.16	-0.62	-1.20	0.58	5.55
安徽	5.19	0.60	-0.36	0.96	5.78	-0.86	-5.42	4.56	4.93	1.15	3.59	-2.43	6.08
福建	5.81	-0.11	-0.63	0.52	5.70	-0.65	-1.16	0.51	5.04	0.06	-0.96	1.02	5.11
江西	6.45	0.15	-0.37	0.52	6.60	-0.51	-0.79	0.27	6.08	-0.70	-1.82	1.12	5.38
山东	5.33	0.92	0.46	0.45	6.25	0.05	-0.99	1.04	6.30	0.03	-1.32	1.35	6.33
河南	5.97	0.21	-0.28	0.49	6.17	-0.22	-0.74	0.52	5.96	-0.49	-1.56	1.07	5.46
湖北	7.26	-0.37	-0.92	0.55	6.89	-1.35	-1.56	0.22	5.55	-0.06	-1.96	1.90	5.48

续表

省份	1982年 粗死亡率	1990年与1982年比较			1990年 粗死亡率	2000年与1990年比较			2000年 粗死亡率	2010年与2000年比较			2010年 粗死亡率
		变化	年龄别死亡率变化贡献值	年龄结构变化贡献值		变化	年龄别死亡率变化贡献值	年龄结构变化贡献值		变化	年龄别死亡率变化贡献值	年龄结构变化贡献值	
湖南	6.98	0.12	-0.61	0.73	7.10	-1.02	-1.70	0.68	6.07	-0.23	-1.74	1.52	5.85
广东	5.50	-0.16	-0.48	0.32	5.34	-0.69	-0.46	-0.23	4.65	-0.31	-0.91	0.60	4.33
广西	5.57	0.39	0.34	0.06	5.97	-0.34	-1.02	0.68	5.63	0.00	-1.22	1.23	5.63
海南	—	—	—	—	4.51	0.06	0.11	-0.04	4.57	-0.33	-1.15	0.82	4.25
重庆	—	—	—	—	—	—	—	—	6.91	-0.39	-2.46	2.07	6.52
四川	6.99	0.05	-0.94	0.99	7.05	-0.39	-1.37	0.97	6.65	0.05	-1.90	1.96	6.71
贵州	8.41	-1.26	-1.29	0.03	7.15	0.11	-0.35	0.46	7.26	-0.64	-2.11	1.47	6.62
云南	8.52	-0.81	-1.06	0.25	7.71	-0.36	-0.56	0.20	7.35	-0.54	-1.61	1.07	6.81
西藏	—	—	—	—	9.20	-2.17	-1.50	-0.67	7.03	-1.20	-1.61	0.41	5.83
陕西	5.75	0.66	-0.17	0.84	6.41	-0.47	-0.89	0.43	5.94	-0.52	-2.16	1.64	5.42
甘肃	5.68	0.23	-0.52	0.75	5.91	0.01	-0.42	0.43	5.92	-0.31	-2.18	1.87	5.61
青海	7.34	-0.44	-0.43	-0.01	6.90	-1.31	-2.20	0.89	5.60	0.19	-0.84	1.02	5.78
宁夏	5.98	-0.91	-1.01	0.10	5.07	-0.50	-1.06	0.57	4.57	0.82	-0.22	1.04	5.39
新疆	8.35	-1.92	-2.06	0.14	6.43	-1.69	-1.62	-0.07	4.75	-0.30	-1.33	1.02	4.44

数据来源：基于1982年、1990年、2000年和2010年各省份人口普查资料计算。

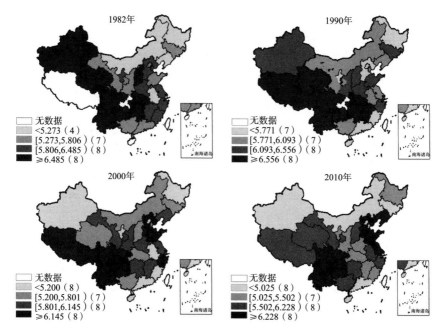

图 10 - 2　各省份粗死亡率变化

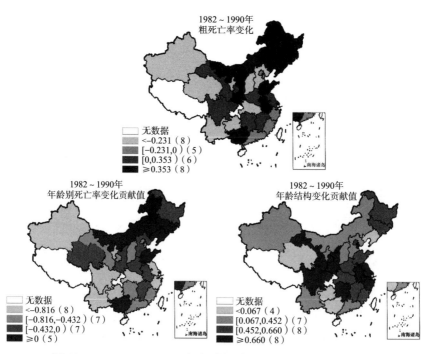

图 10 - 3　1982 ~ 1990 年各省份粗死亡率变化分解结果

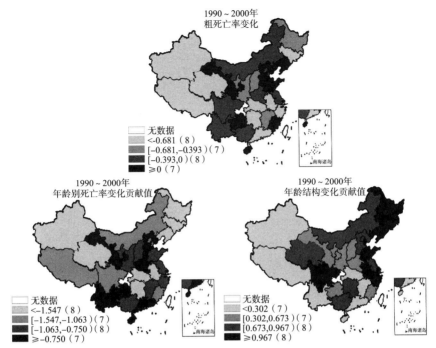

图 10 - 4　1990 ~ 2000 年各省份粗死亡率变化分解结果

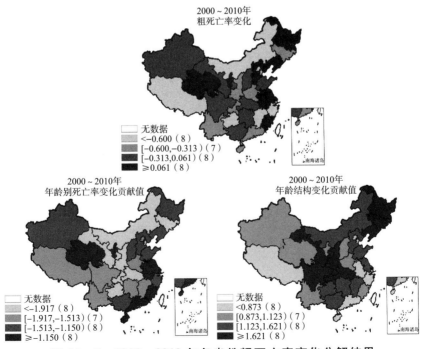

图 10 - 5　2000 ~ 2010 年各省份粗死亡率变化分解结果

到年龄别死亡率变化的影响；另外 10 个省份的粗死亡率上升，增加较多的省份主要是黑龙江、辽宁、河北、宁夏、青海、江苏、安徽和福建，其主要受到年龄结构变化的影响。

（3）同时期不同省份之间粗死亡率变化的影响因素

1982～1990 年有 13 个省份的粗死亡率降低，1990～2000 年有 23 个省份的粗死亡率降低，2000～2010 年有 20 个省份的粗死亡率降低，年龄结构变化和年龄别死亡率变化在不同时期对粗死亡率变化的影响具有相似性。

第一，年龄别死亡率变化。年龄别死亡率变化使粗死亡率降低，但影响力（年龄别死亡率变化的贡献值为负的省份数量占粗死亡率下降省份数量的比例）先上升后下降（1982～1990 年：59.09%，1990～2000 年：79.31%，2000～2010 年：66.67%）。其中 1982～1990 年有 22 个省份的年龄别死亡率变化使得粗死亡率下降，有 13 个省份粗死亡率下降；1990～2000 年有 29 个省份的年龄别死亡率变化使得粗死亡率下降，有 23 个省份的粗死亡率下降；2000～2010 年有 30 个省份的年龄别死亡率变化使得粗死亡率下降，有 20 个省份的粗死亡率下降。

第二，年龄结构变化。年龄结构变化促使粗死亡率上升，但影响力（年龄结构变化的贡献值为正的省份数量占粗死亡率上升省份数量的比例）先降低后上升（1982～1990 年：51.85%，1990～2000 年：26.92%，2000～2010 年：37.93%）。1982～1990 年有 25 个省份的年龄结构变化使得粗死亡率上升，有 14 个省份粗死亡率增加；1990～2000 年有 26 个省份的年龄结构变化使得粗死亡率上升，有 7 个省份粗死亡率增加；2000～2010 年有 29 个省份的年龄结构变化使得粗死亡率上升，有 10 个省份粗死亡率增加。

五　本章小结

20 世纪 80 年代以来中国人口的死亡率持续下降，本章把全国和各省份粗死亡率的变化分解为年龄别死亡率变化和年龄结构变化两个因素，主要得到以下结论：

第一，对全国、城市、城镇和农村粗死亡率变化进行分解，发现年龄别死亡率变化的贡献值促使粗死亡率降低，年龄结构变化的贡献值促使粗死亡率升高，但在不同时期年龄别死亡率变化的贡献值和年龄结构变化的贡献值的大小和方向不同，因此全国、城市、城镇和农村粗死亡率有升有降。

第二，比较城市、城镇和农村粗死亡率差异，可知年龄别死亡率变化贡献值绝对值始终大于年龄结构变化贡献值绝对值，即在城市和城镇、城镇和农村、城市和农村粗死亡率的变化中，年龄别死亡率变化是粗死亡率变化的主要影响因素。

第三，分析不同年龄组粗死亡率的变化，在全国、城市、城镇和农村中，发现65岁及以上人口对粗死亡率变化的贡献值绝对值在不同时期均达到最大。因此，65岁及以上老年人口对粗死亡率的变化起重要作用。

第四，对各省份粗死亡率变化进行分解，1982～1990年有13个省份的粗死亡率降低，1990～2000年有23个省份的粗死亡率降低，2000～2010年有20个省份的粗死亡率降低，年龄别死亡率变化和年龄结构变化在不同时期对粗死亡率变化的影响具有相似性。年龄别死亡率变化促使粗死亡率降低，但影响力先上升后下降；年龄结构变化促使粗死亡率上升，但影响力先降低后上升。

第十一章　人口预期寿命的分解

一　引言

人口预期寿命是分析评价一个国家或地区的人口健康状况的重要指标，也是衡量一个社会的经济发展水平及医疗卫生服务水平的指标。20世纪80年代以来，中国人口预期寿命不断提高，国家统计局公布的1982年、1990年、2000年和2010年人口预期寿命分别为67.77岁、68.55岁、71.40岁和74.83岁。

在人口预期寿命的增长中，不同年龄人口的死亡率下降程度不同，对人口预期寿命增长产生的影响也不一样。为了考察不同年龄阶段死亡水平变化对人口预期寿命变化的影响，人口学家提出了很多方法，包括对预期寿命变化的分解方法。Pollard（1982）使用加法近似积分推导出用风险函数和生存函数表达人口预期寿命差异的近似形式。Arriaga（1984）采用离散形式考察某个年龄区间死亡率变化对人口预期寿命的影响，将人口预期寿命的差异分解为各年龄组生存人数和未来生存人年数的表达形式。Pollard（1988）发现Pollard（1982）采用连续形式分解人口预期寿命差异的方法和Arriaga（1984）采用离散形式分解人口预期寿命差异的方法是等价的。Keyfitz（1977，1985）考虑时间连续变化，推导出生命表熵（life table entropy），对人口预期寿命的差异进行分解，并得到了广泛的应用（Goldman and Lord，1986；Vaupel，1986；Hokkert，1987；Hill，1993；Vaupel and Canudas-Romo，2003）。王建平和涂肇庆（2003）利用1971～1999年香港完全生命表数据，计算各个年龄组死亡率的变化对人口预期寿命变化的贡献，50 岁以前死亡率变化对人口预期寿命变化的贡献逐渐下降，而 50 岁以后死亡率变化的贡献逐渐增大，而且年龄越大，其贡献越大。

本章的主要目的是通过 Arriaga（1984）分解方法，考察不同年龄组死亡率变化对人口预期寿命变化的影响。首先，根据 1982 年、1990 年、2000 年和 2010 年全国和各省份人口普查数据，描述不同省份人口预期寿命的变化趋势；其次，使用 Arriaga（1984）方法分解我国人口预期寿命的变化，深入研究我国死亡水平和模式的变化规律。

二　研究方法

Arriaga（1984）把某一个年龄组死亡率变化对人口预期寿命的影响分解为直接效应、间接效应和交互效应三种效应。

l 和 T 的意义同生命表中的定义，x 表示年龄，i 是间隔年龄，a 是计算生命表的初始年龄（0 岁时计算生命表，则 $a = 0$），$_i e_x$ 是 x 岁人口预期寿命，t 是观察比较 n 年变化时的起始年份，$_i CS_x$ 为 $x + i$ 岁存活人数的变化量。最高年龄组的死亡率变化只会引起直接效应。

（一）直接效应

首先，年龄组 $(x, x + i)$ 内死亡率的变化促使该年龄组内生存人年数的变化，从而影响人口预期寿命，即为直接效应，计算公式为：

$$_i DE_x = \frac{l_x^t}{l_a^t}\left(_i e_x^{t+n} - _i e_x^{t}\right) = \frac{l_x^t}{l_a^t}\left(\frac{T_x^{t+n} - T_{x+i}^{t+n}}{l_x^{t+n}} - \frac{T_x^t - T_{x+i}^t}{l_x^t}\right) \tag{11-1}$$

年龄组 $(x, x + i)$ 内死亡率的变化不仅对该年龄组内存活人数和人口预期寿命产生影响，也会对其后年龄组产生影响，一是改变了后面年龄组存活人数，二是存活人数的变化使得死亡率高于或者低于原死亡水平，从而影响年龄组 $(x, x + i)$ 之后的生存情况，改变人口预期寿命。

年龄组 $(x, x + i)$ 之后年龄组存活人数变化为：

$$_iCS_x = l_x^t \frac{l_{x+i}^{t+n}}{l_x^{t+n}} - l_{x+i}^t \tag{11-2}$$

年龄组 $(x, x+i)$ 死亡率的变化对其后年龄组带来的人口预期寿命影响差异为：

$$_iOE_x = \frac{_iCS_x}{l_a^t} e_{x+i}^{t+n} = \frac{T_{x+i}^t}{l_a^t} \left(\frac{l_x^t}{l_x^{t+n}} - \frac{l_{x+i}^t}{l_{x+i}^{t+n}} \right) \tag{11-3}$$

（二）间接效应

间接效应定义为年龄组 $(x, x+i)$ 死亡率的变化对其后年龄组影响存活人数的影响，计算公式为：

$$_iIE_x = \frac{_iCS_x}{l_a^t} e_{x+i}^t = \frac{T_{x+i}^t}{l_a^t} \left(\frac{l_x^t l_{x+i}^{t+n}}{l_{x+i}^t l_x^{t+n}} - 1 \right) \tag{11-4}$$

（三）交互效应

交互效应是在年龄组 $(x, x+i)$ 死亡率变化条件下，人口预期寿命差异与间接效应的差，计算公式为：

$$_iI_x = {_iOE_x} - {_iIE_x} \tag{11-5}$$

那么，年龄组 $(x, x+i)$ 对人口预期寿 e_a 产生的总效应为：

$$_iTE_x = {_iDE_x} + {_iIE_x} + {_iI_x} \tag{11-6}$$

三　数据来源

本章使用 1982 年、1990 年、2000 年和 2010 年四次人口普查中全国和各省份死亡数据。四次人口普查数据中，缺失数据的省份是重庆（1997 年成立）、海南（1988 年设立）、西藏（1982 年未统计人口死亡数据）、上海（1982 年的人口死亡数据未查到）。中国人口普查数据是采用调查法得到，但是调查结果发现死亡率偏低，缺乏准确性，尤其是 2010 年 0 岁死亡率是 3.82‰，严重偏低。本章采用卫生部《中国妇幼卫生事业年度发展报告（2011）》中公布的 13.10‰ 的全国婴儿死亡率调整了 2010 年数据，并以此数据为基准调整了各省份的 0 岁死亡率。

四　分解结果

（一）分省人口预期寿命

表 11－1 数据显示，1982～2010 年，全国和各省份的人口预期寿命逐渐增加，全国人口预期寿命增加了 9.80 岁，不同省份的人口预期寿命存在着明显的地区差异，并且三十年间不同省份人口预期寿命的增长幅度也存在差异（苟晓霞，2011）。例如新疆人口预期寿命增长超过 15 岁，而河北人口预期寿命仅增长了 5.50 岁。

分区域来看，东部地区的人口预期寿命高于中部地区和东北地区，西部地区最低。但西部地区各省份由于预期寿命较低，人口预期寿命增长较快；东中部地区人口预期寿命较高，但增长速度缓慢。

表 11－1　1982～2010 年分省人口预期寿命

单位：岁

区域	省份	1982 年	1990 年	2000 年	2010 年
	全国	68.19	70.06	72.47	77.99
东部	北京	72.36	74.49	76.74	81.76
	天津	71.32	73.44	76.00	81.46
	河北	70.88	72.42	72.56	76.38
	山东	70.44	71.88	73.94	78.27
	江苏	70.16	72.69	75.46	79.24
	上海	—	75.53	78.90	82.30
	浙江	70.10	72.62	75.02	79.49
	福建	69.02	70.70	74.13	78.65
	广东	71.65	73.36	74.85	79.10
	海南	—	74.22	75.52	81.29
东北	辽宁	71.24	71.77	74.27	78.27
	吉林	69.36	68.94	73.15	79.57
	黑龙江	68.77	69.43	74.14	79.23

续表

区域	省份	1982 年	1990 年	2000 年	2010 年
	全国	68.19	70.06	72.47	77.99
中部	安徽	69.73	70.75	74.93	78.32
	河南	70.01	70.96	72.88	77.99
	湖北	65.96	68.44	72.59	78.49
	山西	68.13	70.24	72.08	76.85
	江西	66.68	67.90	70.04	77.19
	湖南	66.12	68.03	72.49	78.45
西部	陕西	65.73	69.09	71.01	77.55
	内蒙古	67.33	68.47	70.63	78.25
	甘肃	66.42	68.24	68.72	76.10
	青海	61.47	62.64	68.78	73.02
	广西	70.64	70.20	73.43	78.41
	宁夏	66.14	69.25	72.52	74.65
	新疆	62.61	67.14	72.09	77.77
	四川	64.85	67.96	71.82	77.35
	重庆	—	—	71.85	78.36
	云南	61.74	64.81	66.21	73.62
	贵州	62.23	66.05	66.43	74.74
	西藏	—	60.92	65.70	72.48

数据来源：根据 1982 年、1990 年、2000 年和 2010 年全国人口普查数据计算得到。

（二） 全国人口预期寿命变化分解

表 11 - 2 展示了 1982～1990 年、1990～2000 年、2000～2010 年三个时期全国人口预期寿命差异的分解。从年龄别死亡率变化对人口预期寿命变化的贡献来看，1982～1990 年人口预期寿命的变化主要是受 0 岁和 5～64 岁年龄组人口死亡率变化的影响；1990～2000 年和 2000～2010 年人口预期寿命的变化主要是受 5～64 岁和 65 岁及以上年龄组人口死亡率变化的影响。在这三个时期内，65 岁及以上年龄组人口死亡率变化对人口预期寿命差异的贡献率逐渐升高。

就三种效应来说，对 1982～1990 年、1990～2000 年、2000～2010 年三个时期人口预期寿命变化贡献最大的是间接效应，其次是直接效应，最后是交互效应。直接效应对人口预期寿命变化的贡献在 0 岁和 1 ~ 4 岁年龄组较低，65 岁及以上年龄组影响较大；间接效应在 1982 ~ 1990 年 0 岁年龄组贡献最大为 0.80，65 岁及以上年龄组贡献最小为 0.34，2000 ~ 2010 年 5 ~ 64 岁年龄组间接效应影响最大，65 岁及以上年龄组间接效应逐渐增大。交互效应是生存人数的改变与生存人年数的改变之积，其数值一般不大。

　　从总效应角度分析，1990 年人口预期寿命比 1982 年高出 2.70 岁，其中 0 岁年龄组死亡率下降对人口预期寿命差异的贡献率为 30.88%；2000 年人口预期寿命比 1990 年高 1.58 岁，其中 5 - 64 岁年龄组人口死亡率下降对人口预期寿命差异的贡献率达到 75.07%，而 2000 年 0 岁年龄组人口死亡率低于 1990 年，0 岁年龄组人口死亡率变化对人口预期寿命差异的贡献率为负值。2010 年人口预期寿命比 2000 年高出 4.81 岁，其中 65 岁及以上年龄组人口死亡率变化对人口预期寿命差异的贡献率达到 37.95%。

表 11 - 2　1982 ~ 1990 年、1990 ~ 2000 年、2000 ~ 2010 年

全国人口预期寿命差异分解

年龄	直接效应	间接效应	交互效应	总效应	对预期寿命差异的贡献率（%）
1982 ~ 1990					
0 岁	0.01	0.80	0.02	0.83	30.88
1 ~ 4 岁	0.02	0.55	0.01	0.58	21.43
5 ~ 64 岁	0.06	0.66	0.02	0.75	27.86
65 岁及以上	0.16	0.34	0.03	0.54	19.83
合计	0.25	2.36	0.09	2.70	100.00
1990 ~ 2000					
0 岁	- 0.00	- 0.31	- 0.01	- 0.32	- 20.29
1 ~ 4 岁	0.01	0.18	0.00	0.19	11.95
5 ~ 64 岁	0.11	1.04	0.04	1.19	75.07
65 岁及以上	0.10	0.42	0.01	0.53	33.27
合计	0.21	1.32	0.05	1.58	100.00

年龄	直接效应	间接效应	交互效应	总效应	对预期寿命差异的贡献率（％）
			2000～2010		
0 岁	0.01	0.99	0.05	1.05	21.94
1～4 岁	0.01	0.23	0.01	0.25	5.13
5～64 岁	0.13	1.40	0.15	1.68	34.98
65 岁及以上	0.47	1.13	0.22	1.82	37.95
合计	0.62	3.75	0.43	4.81	100.00

数据来源：根据 1982 年、1990 年、2000 年和 2010 年全国人口普查数据计算得到。

（三）分省人口预期寿命差异分解

表 11 - 3 显示的是各省份在 1982～1990 年、1990～2000 年、2000～2010 年 0 岁和 65 岁年龄组及以上年龄组人口死亡率变化对人口预期寿命变化的贡献。在这三个时期内，大部分省份 0 岁年龄组人口死亡率变化对人口预期寿命变化的贡献呈先减后增的趋势，其余省份呈现减少趋势。65 岁及以上变化人口死亡率变化对人口预期寿命变化的贡献呈逐渐增加的趋势，这是由于老年人口数量和比例逐渐增加，老年人口死亡水平和变化已成为影响人口预期寿命变化的重要因素。

表 11 - 3　分省 0 岁和 65 岁及以上年龄组人口死亡率
变化对人口预期寿命变化的贡献

地区	0 岁年龄组人口死亡率变化对人口预期寿命差异的贡献率（％）			65 岁及以上年龄组人口死亡率变化对人口预期寿命差异的贡献率（％）		
	1982～1990	1990～2000	2000～2010	1982～1990	1990～2000	2000～2010
北京	19.01	17.65	0.17	33.33	48.43	59.87
天津	22.57	19.74	- 0.61	31.49	32.98	65.80
河北	47.14	- 498.28	22.91	14.60	100.17	41.01
山东	33.91	- 8.61	17.13	26.88	46.75	41.79
江苏	40.42	5.92	14.76	16.78	32.49	39.89
上海	—	19.51	- 11.73	—	41.21	73.10

续表

地区	0 岁年龄组人口死亡率变化对人口预期寿命差异的贡献率（%）			65 岁及以上年龄组人口死亡率变化对人口预期寿命差异的贡献率（%）		
	1982 ~ 1990	1990 ~ 2000	2000 ~ 2010	1982 ~ 1990	1990 ~ 2000	2000 ~ 2010
浙江	40.40	16.95	− 1.77	20.48	27.19	50.74
福建	− 14.49	7.78	16.60	44.61	28.81	34.83
广东	12.42	3.02	13.03	23.40	18.40	37.38
广西	225.98	38.69	26.34	55.91	24.55	34.78
海南	—	49.28	− 0.86	—	11.75	58.63
辽宁	45.73	11.39	5.95	− 21.05	36.26	54.23
吉林	108.19	11.04	17.35	94.82	36.11	47.88
黑龙江	141.79	13.93	8.19	− 65.73	33.05	53.15
安徽	31.55	− 9.98	59.29	− 9.58	70.92	− 48.69
河南	14.03	− 13.55	30.08	20.82	39.67	36.89
湖北	37.17	13.34	9.14	9.02	24.46	46.39
山西	31.76	1.39	10.06	21.69	32.63	48.36
江西	6.60	− 23.67	44.53	1.40	43.28	23.66
内蒙古	59.22	− 5.93	19.98	− 6.89	39.12	47.21
湖南	27.21	21.15	24.52	8.76	25.08	37.22
陕西	42.05	− 34.37	31.23	19.28	53.41	36.38
甘肃	15.63	− 274.11	29.84	15.21	123.02	37.23
青海	− 6.26	2.80	0.53	− 66.34	30.65	68.77
宁夏	42.91	35.26	40.28	1.34	29.09	195.20
新疆	81.72	41.25	5.66	− 26.36	10.08	47.18
四川	26.30	32.83	15.57	6.04	25.88	39.04
重庆	—	—	13.53	—	—	43.04
云南	17.15	− 17.07	34.70	8.38	35.87	27.54
贵州	19.51	− 249.18	21.78	13.59	115.83	30.72
西藏	—	72.86	5.98	—	9.53	24.92

　　数据来源：根据 1982 年、1990 年、2000 年和 2010 年全国和各省份人口普查数据计算得到。

表 11 - 4 展示的是不同省份在 1982 ~ 1990 年、1990 ~ 2000 年、2000 ~ 2010 年三个时期内人口预期寿命变化分解，对人口预期寿命变化贡献最大的是间接效应，其次是直接效应，最后是交互效应。

从三种效应角度分析，1982 ~ 1990 年各省份间接效应对人口预期寿命变化的贡献最大，对总效应的影响最大；但是广西和吉林的间接效应为负值，这两个省份 1982 年的人口预期寿命高于 1990 年。1990 ~ 2000 年各省份的直接效应、间接效应和交互效应均为正值，2000 ~ 2010 年大部分省份的直接效应、间接效应和交互效应均为正值，但是安徽的直接效应为负值。1990 ~ 2000 年和 2000 ~ 2010 年两个时期内大部分省份三种效应的影响是逐渐增加，同时也促使总效应逐渐增加。

表 11 - 4　分省人口预期寿命变化分解

地区	1982 ~ 1990				1990 ~ 2000				2000 ~ 2010			
	直接效应	间接效应	交互效应	总效应	直接效应	间接效应	交互效应	总效应	直接效应	间接效应	交互效应	总效应
北京	0.26	1.80	0.08	2.14	0.36	1.77	0.12	2.25	0.83	3.34	0.65	4.82
天津	0.27	1.77	0.08	2.12	0.37	2.05	0.13	2.55	1.00	3.27	0.94	5.21
河北	0.13	1.39	0.03	1.54	0.09	0.04	0.00	0.14	0.49	2.65	0.25	3.39
山东	0.16	1.25	0.03	1.44	0.38	1.56	0.13	2.06	0.58	3.04	0.34	3.97
江苏	0.19	2.29	0.06	2.53	0.36	2.28	0.13	2.77	0.48	2.71	0.22	3.42
上海	—	—	—	—	0.47	2.69	0.21	3.37	0.66	1.94	0.32	2.92
浙江	0.20	2.26	0.06	2.52	0.24	2.08	0.08	2.39	0.65	2.74	0.38	3.77
福建	0.29	1.31	0.09	1.68	0.42	2.81	0.20	3.43	0.48	3.17	0.25	3.90
广东	0.13	1.54	0.03	1.70	0.12	1.35	0.03	1.49	0.56	2.92	0.27	3.74
广西	- 0.08	- 0.36	- 0.01	- 0.44	0.30	2.82	0.11	3.23	0.56	3.42	0.30	4.28
海南	—	—	—	—	0.18	3.64	0.10	3.93	0.93	3.07	0.60	4.59
辽宁	- 0.13	0.91	- 0.01	0.77	0.45	1.65	0.09	2.19	0.70	2.33	0.31	3.34
吉林	- 0.13	- 0.31	0.02	- 0.42	0.63	3.09	0.49	4.21	0.90	4.37	0.90	6.16
黑龙江	- 0.11	0.76	0.01	0.66	0.65	3.57	0.49	4.71	0.87	3.28	0.69	4.83
安徽	- 0.04	1.01	0.01	0.98	1.16	2.43	0.86	4.44	- 0.46	2.52	0.01	2.07
河南	0.11	0.82	0.02	0.95	0.35	1.46	0.11	1.92	0.66	3.85	0.44	4.95
湖北	0.17	2.26	0.05	2.48	0.48	3.39	0.28	4.15	0.82	3.77	0.68	5.26

续表

地区	1982~1990				1990~2000				2000~2010			
	直接效应	间接效应	交互效应	总效应	直接效应	间接效应	交互效应	总效应	直接效应	间接效应	交互效应	总效应
山西	0.23	1.81	0.07	2.11	0.28	1.49	0.07	1.84	0.65	2.90	0.48	4.04
江西	0.04	1.17	0.01	1.22	0.39	1.60	0.15	2.14	0.57	5.47	0.45	6.49
内蒙古	-0.01	1.14	0.01	1.14	0.37	1.67	0.13	2.17	0.97	4.64	1.29	6.90
湖南	0.11	1.77	0.03	1.91	0.50	3.66	0.30	4.46	0.67	4.33	0.52	5.52
陕西	0.30	2.92	0.14	3.36	0.42	1.33	0.16	1.92	0.74	4.77	0.70	6.21
甘肃	0.17	1.60	0.04	1.81	0.30	0.13	0.05	0.48	0.70	4.58	0.69	5.97
青海	-0.27	1.34	0.11	1.18	0.69	4.57	0.88	6.14	0.34	1.74	0.19	2.27
宁夏	0.14	2.92	0.06	3.11	0.35	2.76	0.16	3.26	0.16	0.15	0.01	0.32
新疆	-0.45	4.83	0.15	4.54	0.19	4.58	0.18	4.95	0.60	3.20	0.36	4.16
四川	0.18	2.86	0.08	3.11	0.42	3.21	0.22	3.86	0.62	3.88	0.44	4.94
重庆	—	—	—	—	—	—	—	—	0.78	4.38	0.71	5.87
云南	0.18	2.82	0.07	3.07	0.20	1.17	0.04	1.41	0.52	4.14	0.38	5.04
贵州	0.28	3.40	0.13	3.82	0.16	0.21	0.01	0.39	0.63	4.54	0.52	5.69
西藏	—	—	—	—	0.41	4.23	0.14	4.79	0.52	3.82	0.37	4.71

数据来源：根据 1982 年、1990 年、2000 年和 2010 年全国和各省份人口普查数据计算得到。

五　本章小结

随着我国社会经济的快速发展、人民生活水平的不断提高以及医疗卫生保障体系的逐步完善，人口预期寿命继续延长，但经济发展的不均衡性导致不同地区的人口预期寿命存在差异。本章从以下几个方面分析了人口预期寿命存在的差异情况。

全国人口预期寿命逐渐增加，不同省份的人口预期寿命存在明显的地区差异，并且三十年间不同省份人口预期寿命的增长幅度也并不一致。东部地区的人口预期寿命高于中部地区，西部地区最低。西部地区各省份人口预期寿命较低，但人口预期寿命增长较快；东中部地区人口预期寿命较高，但增长速度缓慢。

　　通过 Arriage （1984）方法分解人口预期寿命的差异，发现年龄别死亡率变化对人口预期寿命差异影响最大的是间接效应，其次是直接效应，最后是交互效应。1982～1990 年、1990～2000 年、2000～2010 年三个时期 0 岁年龄组间接效应影响逐渐减小，65 岁及以上年龄组间接效应逐渐增大；0 岁年龄组人口死亡率变化对人口预期寿命差异的贡献率逐渐降低，65 岁及以上年龄组人口死亡率变化对人口预期寿命差异的贡献率逐渐升高，同时各省份 65 岁及以上年龄组人口死亡率变化对人口预期寿命差异的贡献率也是逐渐上升，老年人口死亡趋势已成为影响人口预期寿命的重要因素。1～4 岁、5～64 岁和 65 岁及以上年龄组的人口死亡率变化对人口预期寿命差异的贡献率为正值，促进了人口预期寿命的提高。1990～2000 年期间 0 岁年龄组对人口预期寿命差异的贡献率为负值，说明 2000 年 0 岁年龄组人口存活概率低于 1990 年，减小了两次人口普查期间预期寿命的差异。

　　另外，各省份人口预期寿命的差异在不同时期所受到的影响不同，但整体趋势是一致的，直接效应、间接效应和交互效应对不同省份人口预期寿命差异的影响是逐渐增加的，促进了总效应的增加，使得相邻两次人口普查期间人口预期寿命差异增大。

第十二章　死亡水平的预测

一　引言

世界各国的死亡水平自 20 世纪 50 年代开始快速下降，直接导致了人口预期寿命大幅度提高。1950 年，尚有 50% 的国家人口预期寿命不到 50 岁，然而到了 21 世纪初，有一半以上的国家人口预期寿命达到了 70 岁以上，其中 25% 的国家人口预期寿命甚至已经超过了 75 岁（任强，2007）。

中国在 20 世纪经历了巨大的社会变革，死亡水平和人口预期寿命也发生了巨大的变化。1929~1931 年的统计数据显示，我国农村男性人口预期寿命为 34.9 岁，女性人口预期寿命为 34.6 岁（许仕廉，1960）。20 世纪 50 年代初期，中国人口整体的预期寿命延长至 50 岁左右，20 世纪 80 年代初期延长至 65 岁左右，到 1990 年，人口预期寿命达到 67.9 岁，2000 年人口预期寿命已经超过 71 岁（黄荣清等，2008）。Banister and Hill（2004）认为人口预期寿命从 1964~1982 年的 60 岁增长到 1990~2000 年的 70 岁。2010 年，中国进行了第六次人口普查，普查结果为计算死亡水平和人口预期寿命提供了丰富的数据，0 岁死亡率为 3.82‰，其中男性 0 岁死亡率为 3.73‰，女性 0 岁死亡率为 3.92‰（国务院人口普查办公室，国家统计局人口和就业统计司，2012）。国家统计局公布的 2010 年人口预期寿命为 74.83 岁，男性人口预期寿命为 72.38 岁，女性人口预期寿命为 77.37 岁。李成等（2018）根据发展中国家死亡数据库（DCMD）模型生命表调整数据，得到的人口预期寿命比 2010 年人口普查数据下降了 2.31

岁。王金营（2013）估计得到2010年男性人口预期寿命为71.58岁，女性人口预期寿命为78.26岁。

人口预期寿命的增长本身存在很多争议。自20世纪20年代以来，几乎所有学者和机构关于最高人口预期寿命的假设都一再被实际观测到的人口预期寿命所打破。Oeppen and Vaupel（2002）认为在过去的160年间，观测到的国家最高人口预期寿命几乎呈线性增长，平均每年提高0.25岁，并且认为这种趋势会继续。United Nations（2005）在2004年预测得到美国女性人口预期寿命在未来五十年间每年增长0.11岁，而Bongaarts（2006）认为在未来半个世纪人口预期寿命会增长7.50岁，即平均每年增长0.15岁。张为民和崔红艳（2003）根据2000年人口普查资料直接计算得到人口预期寿命为71.40岁，比1990年提高了2.85岁。

为了对当前及今后中国的死亡水平、人口预期寿命有更清楚的认识，我们需要对未来人口的死亡水平和人口预期寿命进行预测。Lee and Carter（1992）提出了Lee-Carter死亡预测方法，依据历史死亡数据，对美国的死亡水平进行了随机预测。Li et al.（2004）基于该模型给出了有限死亡数据下的预测方法。韩猛和王晓军（2010）、王晓军和任文东（2012）在此基础上给出了双随机模型。本章使用有限数据下的Lee-Carter死亡预测方法，根据人口普查数据来预测未来死亡水平及模式，一方面能够提供未来死亡数据，另一方面根据历史数据预测当前数据并与当前数据做比较，可以对比或者矫正当前死亡数据的漏报。本章首先简要介绍使用有限数据进行死亡预测的方法，其次介绍本章需要使用的数据，然后介绍本章数据预测结果，最后进行总结。

二 研究方法[①]

Lee and Carter（1992）使用连续 $t(t = t_1, t_2, \cdots, t_n)$ 年的死亡率数据，根据死亡率变化中水平变化远比模式变化显著的特点，利用矩

---

① 有关研究方法的详细介绍，请参看王晓军和任文东《有限数据下 Lee-Carter 模型在人口死亡率预测中的应用》。

阵奇异值分解（SVD）将时变的年龄别死亡率即时间序列向量问题转化成了时间序列单变量问题，进而利用标准的时间序列分析方法对美国人口的随机死亡率进行分析。公式表达如下：

$$\ln m_x(t) = \alpha_x + \beta_x \kappa_t + \varepsilon_{x,t} \tag{12-1}$$

其中，

$$\hat{\alpha}_x = \frac{1}{t_n - t_1 + 1} \sum_{t=t_1}^{t_n} \ln \hat{m}_x(t) \tag{12-2}$$

而 $\hat{\beta}_x$ 和 $\hat{\kappa}_t$ 一般通过对矩阵 $\ln \hat{m}_x(t) - \hat{\alpha}_x$ 进行奇异值分解得到。Bell（1997）以最新的死亡率观测值为依据进行外推预测，该方法的结果会比 $m_x(t_n)$ 要好，公式表达如下：

$$\ln \dot{m}_x(t) = \ln \hat{m}_x(t_n) + \hat{\beta}_x(\kappa_t - \hat{\kappa}_{t_n}), t > t_n \tag{12-3}$$

但是，很多发展中国家，包括中国，没有长时间的连续的死亡率数据，为了解决这个问题，Li et al.（2004）假定 κ_t 服从带漂移的随机游走过程，给出了有限数据下的预测公式。

假定收集到按先后顺序排列的不同时间点 $u_0, u_1, \cdots, u_T$ 共 $T+1$ 年的年龄别死亡率数据 $m_x(u_0), m_x(u_1), \cdots, m_x(u_T)$，与连续的 Lee-Carter 死亡预测方法类似，先求出每个年龄死亡率对数的均值：

$$\hat{\alpha}_x = \frac{1}{T+1} \sum_{t=0}^{T} \ln \hat{m}_x(u_t) \tag{12-4}$$

然后，对矩阵 $\ln \hat{m}_x(u_t) - \hat{\alpha}_x$ 进行奇异值分解，求得相应的 $\hat{\beta}_x$ 和 $\hat{k}_{u_0}, \hat{k}_{u_1}, \cdots, \hat{k}_{u_T}$。对于时间因子，采用带漂移的随机游走模型来拟合：

$$\hat{k}_{u_t} - \hat{k}_{u_{t-1}} = d(u_t - u_{t-1}) + (\varepsilon_{u_{t-1}+1} + \varepsilon_{u_{t-1}+2} + \cdots + \varepsilon_{u_t}) \tag{12-5}$$

其中，$\varepsilon_i \sim N(0, \sigma^2)$，$\sigma$ 是常数。漂移参数 d 的无偏估计量可以由下式得出：

$$\hat{d} = \frac{\sum_{t=1}^{T}(\hat{\kappa}_{u_t} - \hat{\kappa}_{u_{t-1}})}{\sum_{t=1}^{T}(u_t - u_{t-1})} = \frac{\hat{\kappa}_{u_T} - \hat{\kappa}_{u_0}}{u_T - u_0} \tag{12-6}$$

方差 σ^2 可以由下式得出：

$$\sigma^2 = \frac{\sum_{t=1}^{T}\left[\left(\kappa_{u_t} - \kappa_{u_{t-1}}\right) - d\left(u_t - u_{t-1}\right)\right]^2}{u_T - u_0 - \dfrac{\sum_{t=1}^{T}\left(u_t - u_{t-1}\right)^2}{u_T - u_0}} \approx \frac{\sum_{t=1}^{T}\left[\left(\kappa_{u_t} - \kappa_{u_{t-1}}\right) - \hat{d}\left(u_t - u_{t-1}\right)\right]^2}{u_T - u_0 - \dfrac{\sum_{t=1}^{T}\left(u_t - u_{t-1}\right)^2}{u_T - u_0}}$$

$$(12-7)$$

漂移参数 d 的估计标准差 $\sqrt{\mathrm{var}(\hat{d})}$

$$\sqrt{\mathrm{var}(\hat{d})} = \sqrt{\frac{\mathrm{var}\left[\sum_{t=1}^{T}\left(\varepsilon_{u_{t-1}+1} + \varepsilon_{u_{t-1}+2} + \cdots + \varepsilon_{u_t}\right)\right]}{\left(u_T - u_0\right)^2}} = \sqrt{\frac{\sigma^2}{u_T - u_0}} \approx \frac{\sigma}{\sqrt{u_T - u_0}}$$

$$(12-8)$$

从而对于 $t > u_T$ 时，κ_t 做出估计，即

$$\dot{\kappa}_{u_{T+1}} = \hat{\kappa}_{u_T} + d + \varepsilon_{u_{T+1}} \qquad (12-9)$$

本章基于 1982 年、1990 年、2000 年和 2010 年全国人口普查死亡率数据，使用上述方法进行预测，除了关注男性和女性死亡水平的下降外，还关注人口预期寿命和婴儿死亡率的下降，这不仅为 2020 年人口普查数据计算得到的人口预期寿命和婴儿死亡率提供依据，也有利于深入认识和把握未来人口预期寿命变化。

三　数据来源

本章直接使用 1982 年、1990 年、2000 年和 2010 年全国人口普查资料中分性别的死亡数据进行预测，并依据《中国卫生统计年鉴 2011》中婴儿死亡率 13.10‰ 对 2010 年人口普查中 0 岁死亡数据进行调整。

四　数据结果

表 12-1 提供了预测的 2020 年、2030 年和 2050 年年龄别死亡率。2020~2050 年，年龄别死亡率呈现下降趋势。0 岁死亡率有一个相对较高的值，说明婴儿刚出生时有着较高的死亡率，之后死亡率开始下降，在 5~9 岁时降为最低，之后随着年龄的增长，死亡率逐渐

增大，15～19 岁至 55～59 岁增长比较平稳，从 60～64 岁开始死亡率的增长随着年龄增长迅速增大。观察同年份同年龄组不同性别的死亡率可以发现，除了 0 岁外，其余年龄组女性的死亡率均低于男性死亡率。

表 12 - 1 2020 年、2030 年、2050 年年龄别死亡率

单位：‰

年龄组	2020 年		2030 年		2050 年	
	男	女	男	女	男	女
0	9.05	9.80	6.39	7.14	3.19	3.79
1～4	0.37	0.29	0.20	0.14	0.06	0.04
5～9	0.23	0.14	0.15	0.08	0.06	0.03
10～14	0.28	0.15	0.22	0.10	0.13	0.05
15～19	0.40	0.15	0.31	0.09	0.18	0.03
20～24	0.53	0.17	0.41	0.10	0.24	0.03
25～29	0.69	0.22	0.57	0.14	0.38	0.05
30～34	0.94	0.33	0.80	0.22	0.58	0.09
35～39	1.76	0.63	1.94	0.55	2.38	0.42
40～44	2.06	0.79	1.79	0.57	1.35	0.29
45～49	3.00	1.21	2.57	0.88	1.89	0.45
50～54	4.64	2.08	3.92	1.54	2.81	0.84
55～59	6.50	3.15	5.26	2.31	3.44	1.25
60～64	10.37	5.59	8.26	4.17	5.24	2.32
65～69	17.16	10.12	13.86	7.84	9.03	4.71
70～74	30.41	19.45	24.99	15.54	16.87	9.91
75～79	49.65	33.74	41.70	27.84	29.40	18.96
80～84	84.55	63.11	72.53	53.83	53.38	39.16
85～89	127.42	99.70	110.80	86.22	83.78	64.49
90＋	190.56	170.42	167.98	150.24	130.52	116.78

表 12 - 2 展示了 2010～2050 年分性别人口预期寿命及其置信区间：男性和女性人口预期寿命呈现上升趋势。从 2010 年到 2050 年，男性人口预期寿命从 75.01 岁上升到 83.66 岁，四十年间上升了 8.65 岁，平均每年增长 0.22 岁，其中 2010～2020 年平均每年增长 0.24 岁，2020～2030 年每年增长 0.22 岁，2030～2040 年每年增长 0.21 岁，2040～2050 年每年增长 0.20 岁；女性人口预期寿命从 2010 年的 79.76 岁上升到 2050 年的 88.88 岁，40 年间上升了 9.12 岁，平均每年增长 0.23 岁，其中 2010～2020 年平均每年增长 0.26 岁，2020～2030 年每年增长 0.23 岁，2030～2040 年每年增长 0.22 岁，2040～2050 年每年增长 0.21 岁。

表 12 - 2　2010～2050 年人口预期寿命

单位：岁

年份	男性			女性		
	中值	下限	上限	中值	下限	上限
2010	75.01	—	—	79.76	—	—
2011	75.26	74.54	75.95	80.04	79.17	80.87
2012	75.50	74.49	76.47	80.31	79.08	81.46
2013	75.74	74.51	76.92	80.57	79.08	81.96
2014	75.98	74.56	77.32	80.83	79.13	82.42
2015	76.21	74.64	77.70	81.09	79.20	82.83
2016	76.45	74.73	78.06	81.35	79.29	83.23
2017	76.68	74.84	78.41	81.60	79.40	83.61
2018	76.91	74.95	78.74	81.85	79.51	83.97
2019	77.14	75.08	79.07	82.10	79.64	84.32
2020	77.36	75.21	79.39	82.34	79.78	84.65
2021	77.59	75.34	79.69	82.58	79.92	84.98
2022	77.81	75.48	80.00	82.82	80.06	85.30
2023	78.04	75.62	80.29	83.06	80.21	85.62
2024	78.26	75.76	80.58	83.29	80.36	85.93
2025	78.48	75.91	80.87	83.53	80.52	86.23

续表

年份	男性			女性		
	中值	下限	上限	中值	下限	上限
2026	78.69	76.06	81.16	83.76	80.68	86.53
2027	78.91	76.21	81.43	83.99	80.84	86.82
2028	79.13	76.36	81.71	84.21	81.00	87.11
2029	79.34	76.52	81.98	84.44	81.16	87.39
2030	79.56	76.67	82.25	84.66	81.32	87.67
2031	79.77	76.83	82.52	84.88	81.49	87.95
2032	79.98	76.99	82.79	85.10	81.65	88.23
2034	80.40	77.31	83.31	85.54	81.99	88.77
2035	80.61	77.46	83.57	85.76	82.16	89.04
2036	80.82	77.63	83.83	85.97	82.32	89.31
2037	81.02	77.79	84.08	86.18	82.49	89.57
2038	81.23	77.95	84.34	86.40	82.66	89.84
2039	81.43	78.11	84.59	86.61	82.83	90.10
2040	81.64	78.27	84.84	86.82	83.00	90.36
2041	81.84	78.43	85.09	87.03	83.17	90.62
2042	82.05	78.59	85.34	87.24	83.33	90.88
2043	82.25	78.76	85.59	87.45	83.50	91.14
2044	82.45	78.92	85.84	87.65	83.67	91.40
2045	82.66	79.08	86.09	87.86	83.84	91.66
2046	82.86	79.24	86.34	88.07	84.01	91.92
2047	83.06	79.41	86.58	88.27	84.17	92.18
2048	83.26	79.57	86.83	88.48	84.34	92.44
2049	83.46	79.73	87.08	88.68	84.51	92.70
2050	83.66	79.89	87.32	88.88	84.68	92.96

使用 Lee-Carter 死亡预测方法对 1982 年、1990 年、2000 年和 2010 年死亡数据进行预测，可以得到 0 岁死亡率。由于婴儿死亡分布不服从均匀分布，本章采用公式（6-2）把 0 岁死亡率转换为婴儿死亡率（曾毅等，2011），预测结果见图 12-1。2010～2050 年，预测

得到的婴儿死亡率呈现下降趋势，女婴死亡率高于男婴死亡率。男婴死亡率到 2030 年下降到 6.37‰，2050 年下降到 3.18‰；女婴死亡率到 2030 年下降到 7.10‰，到 2050 年下降到 3.78‰。

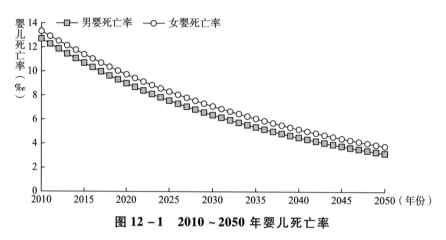

图 12 - 1　2010～2050 年婴儿死亡率

五　本章小结

2016 年，中共中央、国务院印发了《"健康中国 2030"规划纲要》，提出到 2030 年人口预期寿命达到 79.0 岁，人口健康预期寿命显著提高。基于人口普查数据进行预测可以得知，2030 年，中国男性人口预期寿命能达到 79.56 岁，女性能达到 84.66 岁。2020 年，国家卫生健康委公布的 2019 年人口预期寿命为 77.30 岁，以此数据为准，2019～2030 年人口预期寿命增长 1.70 岁，平均每年增长 0.15 岁，低于本章预测的平均每年增长速度。Oeppen and Vaupel（2002）观测到的人口预期寿命最高也只是在 160 年间每年增长 0.25 岁，Bongaarts（2006）更认为在未来半个世纪人口预期寿命平均每年会增长 0.15 岁，等于《"健康中国 2030"规划纲要》中期望的数值。

2020 年，国家卫生健康委发布的《中国卫生健康统计年鉴（2020）》中指出，2019 年全国婴儿死亡率为 5.6‰，低于本文中预测的 2019 年婴儿死亡率。过去十年间，中国统计的婴儿死亡率下降速度较快。

随着经济的发展和人民生活水平的提高，死亡率逐渐下降，人口预期寿命逐年上升。在低收入、低人口预期寿命情况下，人均国民收入稍有增加，人口预期寿命就有较大的增长；当人均国民收入达到一定水平之后，人口预期寿命的上升就比较慢了（Preston，1975）。中国目前经济发展平稳，没有死亡率快速下降、人口预期寿命大幅度上升的环境，而且中国的环境公害对人的健康、对人口死亡的影响是明显的，可以预见今后我国的人口死亡率也不会下降很快（黄荣清，2002）。如何获取更多来源的数据，使用更精确的方法，提供精确的死亡水平和人口预期寿命数据，是当前亟待解决的问题。

参考文献

陈彬，1993，《妇幼卫生监测工作存在的问题及对策》，《中国初级卫生保健》第 11 期。

程明梅、杨朦子，2015，《城镇化对中国居民健康状况的影响—基于省级面板数据的实证分析》，《中国人口资源与环境》第 7 期。

崔红艳、徐岚、李睿，2013，《对 2010 年人口普查数据准确性的估计》，《人口研究》第 1 期。

段白鸽、孙佳美，2012，《极值理论在高龄死亡率建模中的应用》，《数量经济技术经济研究》第 7 期。

段白鸽、石磊，2015，《中国高龄人口死亡率的动态演变—基于年份、城镇乡、性别的分层建模视角》，《人口研究》第 4 期。

封婷，2019，《中国女性初婚年龄与不婚比例的参数模型估计》，《中国人口科学》第 6 期。

苟晓霞，2011，《我国平均预期寿命地区差异分析》，《发展》第 2 期。

顾江、施元莉、高尔生、顾杏元，1991，《中国婴儿死亡率及其影响因素分析》，《人口与经济》第 4 期。

国务院人口普查办公室、国家统计局人口和就业统计司，2012，《中国 2010 年人口普查资料》，中国统计出版社。

韩猛、王晓军，2010，《Lee-Carter 模型在中国城市人口死亡率预测中的应用与改进》，《保险研究》第 10 期。

黄荣清，1986，《年少期的生存函数模型》，《人口与经济》第 5 期。

黄荣清，1994，《中国 80 年代死亡水平研究》，《中国人口科学》第

3 期。

黄荣清，2000a，《1995 年中国不同地区死亡水平的测定人口抽样死亡率估计的新方法》，《中国人口科学》第 4 期。

黄荣清，2000b，《中国生命表中终寿年成数的经验估计》，《人口与经济》第 6 期。

黄荣清，2002，《人口死亡研究的展开》，《人口学刊》第 3 期。

黄荣清，2005，《20 世纪 90 年代中国人口死亡水平》，《中国人口科学》第 3 期。

黄荣清，2006，《小规模人口群体死亡力的测定—基于对策论的贝叶斯估计方法》，《统计研究》第 12 期。

黄荣清、杨功焕、庄亚儿、亓昕、翟德华、齐明珠、王学军、林晓洁，2008，《中国人口死亡水平与预期寿命研究》，研究报告。

黄荣清、曾宪新，2013，《"六普"报告的婴儿死亡率误差和实际水平的估计》，《人口研究》第 2 期。

黄润龙，1992，《江苏省死亡人口的间接估计及死亡率模型》，《中国人口科学》第 6 期。

黄润龙，2016，《1991—2014 年我国婴儿死亡率变化及其影响因素》，《人口与社会》第 3 期。

蒋正华，1984，《人口分析与规划》，陕西科学技术出版社。

蒋正华、张为民、朱力为，1984，《中国人口平均期望寿命的初步研究》，《人口与经济》第 3 期。

金相郁、郝寿义，2006，《中国区域发展差距的趋势分析》，《财经科学》第 7 期。

李成、米红、孙凌雪，2018，《利用 DCMD 模型生命表系统对"六普"数据中死亡漏报的估计》，《人口研究》第 2 期。

李建新、刘瑞平、张莉，2018，《中国城乡生命表编制方法探析》，《中国人口科学》第 3 期。

李鸿斌，2013，《中国婴儿死亡率发展趋势研究—动态数列分析法的应用》，《中国人口科学》第 6 期。

李南、孙福滨，1996，《死亡漏报新估计方法的推广及影响死亡漏报的因素分析》,《人口研究》第 5 期。

李树茁,1994,《80 年代中国人口死亡水平和模式的变动分析—兼论
　　对 1990 年人口普查死亡水平的调整》,《人口研究》第 2 期。

李向云、刘晓冬、马丽敏、景睿,2009,《GM（1,1）灰色模型在拟
　　合我国婴儿死亡率中的应用》,《中国医院统计》第 1 期。

李长明,1999,《进一步加强妇幼卫生工作提高妇幼卫生信息管理水
　　平》,《中国妇幼保健》第 2 期。

刘娅、叶运莉、袁萍,2007,《中国婴儿 1991～2004 年死亡率趋势及
　　预测分析》,《现代预防医学》第 16 期。

路磊、郝虹生、高凌,1994,《1990 年中国分省简略生命表》,《人口
　　研究》第 3 期。

吕行、关思宇、犹忆、吴艳乔,2011,《期望寿命与婴儿死亡率的预
　　测》,《现代预防医学》第 21 期。

齐亚强、牛建林,2015,《地区经济发展与收入分配状况对我国居民
　　健康差异的影响》,《社会学评论》第 2 期。

邱琇、沈松英、冯琼、刘裕、夏晓燕、夏慧敏,2012,《广州市 2001 -
　　2010 年婴儿死亡率趋势分析及预测》,《中华流行病学杂志》第
　　7 期。

任强、游允中、郑晓瑛、宋新明、陈功,2004,《20 世纪 80 年代以
　　来中国人口死亡的水平、模式及区域差异》,《中国人口科学》
　　第 3 期。

任强、郑晓瑛、曹桂英,2005,《近 20 年来中国人口死亡的性别差异
　　研究》,《中国人口科学》第 1 期。

任强,2007,《近 50 年来世界人口期望寿命的演变轨迹》,《人口研究》
　　第 5 期。

任正洪、安琳、张伶俐,2010,《利用曲线拟合模型对 2020 年我国妇
　　幼卫生健康指标的预测》,《中国卫生统计》第 3 期。

陕西省统计局、陕西省人民政府第六次人口普查办公室,2012,《陕
　　西省 2010 年人口普查资料》,中国统计出版社。

舒星宇、温勇、宗占红、周建芳,2014,《对我国人口平均预期寿命

的间接估算及评价—基于第六次全国人口普查数据》，《人口学刊》第 5 期。

宋新明，2000，《我国死因登记报告系统死亡登记的完整性评价》，《市场与人口分析》第 2 期。

宋健，2019，《人口统计学》，中国人民大学出版社。

孙福滨、李树茁、李南，1993，《中国第四次人口普查全国及部分省区死亡漏报研究》，《中国人口科学》第 2 期。

王建平、涂肇庆，2003，《香港人口死亡率演变及其未来发展》，《人口研究》第 5 期。

王金营，2013，《1990 年以来中国人口寿命水平和死亡模式的再估计》，《人口研究》第 4 期。

王金营、戈艳霞，2013，《2010 年人口普查数据质量评估以及对以往人口变动分析校正》，《人口研究》第 1 期。

王琳、王黎君、蔡玥、马林茂、周脉耕，2011，《2006—2008 年全国疾病监测系统死亡漏报调查分析》，《中华预防医学杂志》第 12 期。

王晓军、任文东，2012，《有限数据下 Lee-Carter 模型在人口死亡率预测中的应用》，《统计研究》第 6 期。

许仕廉，1960，《民族主义下的人口问题》，商务印书馆编辑部编《人口问题资料》，商务印书馆。

杨东亮、王晓璐，2016，《中国人口预期寿命的省际差异与空间相依特征》，《社会科学战线》第 4 期。

殷菲、潘晓平、张彤、张晓辉、吴震，2006，《基于径向基函数神经网络的婴儿死亡率预测模型》，《现代预防医学》第 4 期。

于学军，2002，《对第五次全国人口普查数据中总量和结构的估计》《人口研究》第 3 期。

曾毅、金沃泊，2004，《中国高龄死亡模式及其与瑞典、日本的比较分析》，《人口与经济》第 3 期。

曾毅、张震、顾大男、郑真真，2011，《人口分析方法与应用（第二版）》，北京大学出版社。

翟德华，2003，《中国第五次人口普查全国人口死亡水平间接估计》，

《人口与经济》第 5 期。

翟振武，1993，《1990 年婴儿死亡率的调整及生命表估计》，《人口研究》第 2 期。

张二力、路磊，1992，《对中国 1990 年人口普查成年人口死亡登记完整率的估计》，《中国人口科学》第 3 期。

张广宇、顾宝昌，2018，《人口重报：人口普查面临的新挑战》，《人口与经济》第 3 期。

张彤、殷菲、倪宗瓒，2004，《基于支持向量机的婴儿死亡率预测模型》，《中国卫生统计》第 2 期。

张为民、崔红艳，1993，《中国 1990 年人口普查数据质量的评价》，载于《中国 1990 年人口普查国际讨论会论文集》，中国统计出版社。

张为民，2001，《一次成功的人口普查—简述中国第五次全国人口普查的进展》，《市场与人口分析》第 4 期。

张为民、崔红艳，2003，《对中国 2000 年人口普查准确性的估计》，《人口研究》第 4 期。

张文娟、魏蒙，2016，《中国人口的死亡水平及预期寿命评估—基于第六次人口普查数据的分析》，《人口学刊》第 3 期。

张震、戴志杰、杨菁，2017，《二维死亡模型对中国人口死亡模式的适用性研究》，《中国人口科学》第 1 期。

赵梦晗、杨凡，2013，《六普数据中婴儿死亡率及儿童死亡概率的质疑与评估》，《人口研究》第 5 期。

郑海鸥、潘传波，2004，《曲线回归分析方法在儿童死亡监测中的应用》，《重庆医学》第 7 期。

中国人民大学人口研究所，1987，《中国 1981 年全国及分省市简略生命表》，《人口研究》第 1 期。

中华人民共和国卫生部，2011，《中国卫生统计年鉴》，中国协和医科大学出版社。

周皓，2003，《我国第四次人口普查漏报情况的重新估计—基于第五次人口普查的分析》，《人口研究》第 2 期。

周恒彤、郑可可，2006，《对我国 2005 年 1 % 人口抽样中样本量计算方法的评述》，《统计研究》第 8 期。

周脉耕、李镒冲、王海东、曾新颖、王黎君、刘世炜、刘韫宁、梁晓峰，2016，《1990 – 2015 年中国分省期望寿命和健康期望寿命分析》，《中华流行病学杂志》第 11 期。

周有尚、饶克勤、张德英，1989，《中国婴儿死亡率分析》，《中国人口科学》第 3 期。

Alkema, L., J. R. New. 2014. "Global Estimation of Child Mortality Using a Bayesian B-Spline Bias-Reduction Model." *The Annals of Applied Statistics* 8 （4）: 2122 – 2149.

Andreev, E. M., V. M. Shkolnikov, and A. Z. Begun. 2002. "Algorithm for Decomposition of Differences between Aggregate Demographic Measures and Its Application to Life Expectancies, Healthy Life Expectancies, Parity-Progression Ratios and Total Fertility Rates." *Demographic Research* 7 （14）: 499 – 522.

Arriaga, E. 1984. "Measuring and Explaining the Change in Life Expectancies." *Demography* 21 （1）: 83 – 96.

Banister, J., K. Hill. 2004. "Mortality in China 1964 – 2000." *Population Studies* 58 （1）: 55 – 75.

Beard, R. E. 1959. "Appendix: Note on Some Mathematical Mortality Models." In G. E. W. Wolstenholme and M. O'Connor （eds.）. *The Lifespan of Animals*: 302 – 311. Ciba Foundation Colloquium on Ageing. Little, Brown, Boston.

Beard, R. E. 1971. "Some Aspects of Theories of Mortality, Cause of Death Analysis, Forecasting and Stochastic Processes." In W. Brass （Eds.）. *Biological Aspects of Demography*: 57 – 68. London: Taylor and Francis.

Bebbington, M., C. D. Lai, and R. Zitikis. 2011. "Modelling Deceleration in Senescent Mortality." *Mathematical Population Studies* 18 （1）: 18 – 37.

Bell, W. R. 1997. "Comparing and Assessing Time Series Methods for Forecasting Age Specific Demographic Rates. " *Journal of Official Statistics* 13: 279 – 303.

Bennett, N. G. , and S. Horiuchi. 1981. "Estimating the Completeness of Death Registration in a Closed Population. " *Population Index* 47 (2): 207 – 221.

Bongaarts, J. 2005. "Long-Range Trends in Adult Mortality: Models and Projection Methods. " *Demography* 42 (1): 23 – 49.

Bongaarts, J. 2006. "How Long Will We Live?" *Population and Development Review* 32 (4): 605 – 628.

Brass W. 1975. *Methods for Estimating Fertility and Mortality from Limited and Defective Data.* Laboratories for Population Statistics Occasional Publication.

Cai, Y. 2013. "China's New Demographic Reality: Learning from the 2010 Census. " *Population and Development Review* 39 (3): 371 – 396.

Casella, G. , and R. L. Berger. 2002. *Statistical Inference.* Pacific Grove: Duxbury. http://dase. ecnu. edu. cn/mgao/teaching/StatI _ 2020 _ Spring/Statistical% 20Inference% 20 (Casella% 20&amp% 3b% 20 Berger) . pdf

Canudas-Romo, V. 2003. *Decomposition Methods in Demography.* Amsterdam Netherlands Rozenberg Publishers. https://pure. rug. nl/ws/portalfiles/portal/10068144/thesis. pdf

Chiang, C. L. , and World Health Organization 1978. *Life Table and Mortality Analysis.* https://apps. who. int/iris/bitstream/handle/10665/62916/15736_ eng. pdf? sequence = 1&isAllowed = y

Chiang, C. L. 1984. *The Life Table and its Applications.* Malabar: Robert E. Krieger. http://blogttn. info/dspace/rh/digital_ xoc. pdf

Coale, A. J. , P. Demeny, and B. Vaughan. 1983. *Regional Model Life Tables and Stable Populations.* New York: Academic Press. https://

www. sciencedirect. com/book/9780121770808/regional − model − life − ta-bles − and − stable − populations#book − description

Coale, A. , G. Guo. 1989. "Revised Regional Model Life Tables at Very Low Levels of Mortality. " *Population Index* 55 （4）: 613 − 643.

Coale, A. J. , E. E. Kisker. 1990. "Defects in Data on Old-Age Mortal-ity in the United States: New Procedures for Calculating Mortality Schedules and Life Tables at the Highest Ages. " *Asian and Pacific Population Forum* 4 （1）: 1 − 31.

Cochran, W. G. 1977. *Sampling Techniques.* John Wiley & Sons Inc. , New York. https://www. academia. edu/29684662/Cochran_ 1977_ Sampling_ Techniques_ Third_ Edition

Das Gupta, P. 1993. *Standardization and Decomposition of Rates: A User's Manual.* US Department of Commerce, Economics and Statistics Ad-ministration, Bureau of the Census. https://www2. census. gov/librar-y/publications/1993/demographics/p23 − 186. pdf

Denton, E. M. , E. H. Ramon. 1970. *The Significance Test Controversy.* 1st ed. Routledge. https://doi. org/10. 4324/9781315134918

Dietzenbacher, E. , B. Los. 1998. "Structural Decomposition Tech-niques: Sense and Sensitivity. " *Economic Systems Research* 10 （4）: 307 − 323.

Eayres, D. , E. S. Williams. 2004. "Evaluation of Methodologies for Small Area Life Expectancy Estimation. " *Journal of Epidemiology and Community Health* 58 （3）: 243 − 249.

Eurostat. 2008. *Survey Sampling Reference Guidelines.* Luxembourg: Office for Official Publications of the European Communities. https://unstats. un. org/unsd/EconStatKB/Attachment467. aspx? AttachmentType = 1

Geruso, M. 2012. "Black-White Disparities in Life Expectancy: How Much Can the Standard SES Variables Explain?" *Demography* 49 （2）: 553 − 574.

Goldman, N. , G. Lord. 1986. "A New Look at Entropy and the Life Table. " *Demography* 23 （2）: 275 – 282.

Gompertz, B. 1825. "On the Nature of the Function Expressive of the Law of Human Mortality, and on a New Mode of Determining the Value of Life Contingencies. " *Philosophical Transactions of the Royal Society of London* 115: 513 – 583.

Gu, D. , R. Huang, K. Andreev, M. E. Dupre, Y. Zhuang, and H. Liu. 2016. "Assessments of Mortality at Oldest-Old Ages by Province in China's 2000 and 2010 Censuses. " *International Journal of Population Studies* 2 （2）: 1 – 25.

Haldane, J. B. S. 1945. "On a Method of Estimating Frequencies. " *Biometrika* 33 （3）: 222 – 225.

Hansen, M. H. , W. N. Hurwitz, and W. G. Madow. 1953. *Sample Survey Methods and Theory*. Wiley. https://www. semanticscholar. org/paper/Sample – Survey – Methods – and – Theory – Thionet – Hansen/fa710aeac6e3a2088083 87d306fa75787b741008.

Heligman, L. , J. H. Pollard. 1980. "The Age Pattern of Mortality. " *Journal of the Institute of Actuaries* 107 （1）: 49 – 80.

Hill, K. 1987. "Estimating Census and Death Registration Completeness. " *Asian and Pacific Population Forum* 1 （3）: 8 – 13, 23.

Hill, G. 1993. "The Entropy of the Survival Curve: An Alternative Measure. " *Canadian Studies in Population* 20 （1）: 43 – 57.

Hokkert, R. 1987. "Life Table Transformations and Inequality Measures: Some Noteworthy Formal Relations. " *Demography* 24 （4）: 615 – 622.

Horiuchi, S. , Wilmoth, J. R. 1998. "Deceleration in the Age Pattern of Mortality at Older Ages. " *Demography* 35 （4）: 391 – 412.

Kannisto, V. 1994. *Development of Oldest-Old Mortality*, 1950 – 1990: *Evidence from* 28 *Developed Countries*. Odense University Press. https://www. demogr. mpg. de/Papers/Books/Monograph1/start. htm

Keyfitz, N. 1977. "What Difference Would It Make If Cancer Were Eradicated? An Examination of the Taeuber Paradox. " *Demography* 14

（4）：411 –418.

Keyfitz, N. 1985. *Applied Mathematical Demography*. New York: Springer. https://link. springer. com/book/10. 1007/978 – 1 – 4757 – 1879 – 9.

Kish, L. 1995. "Methods for design effects." *Journal of Official Statistics* 11 (1): 55 – 77.

Lee, R. D. , L. R. Carter. 1992. "Modeling and Forecasting U. S. Mortality." *Journal of the American Statistical Association* 87 （419）: 659 – 671.

Li, J. S. , M. R. Hardy, and K. S. Tan. 2008. "Threshold Life Tables and Their Applications." *North American Actuarial Journal* 12 （2）: 99 – 115.

Li, N. , R. Lee, and S. Tuljapurkar. 2004. "Using the Lee-Carter Method to Forecast Mortality for Populations with Limited Data." *International Statistical Review* 72 （1）: 19 – 36.

Li, N. , H. Mi, and P. Gerland. 2018a. "Using Child, Adult, and Old Age Mortality to Establish a Developing Countries Mortality Database （DCMD）." In C. H. Skiadas and C. Skiadas （Eds. ）*Demography and Health Issues*, Pp. 51 – 62. Springer. http://www. lifetables. org/ upload/20181127/73823 cde33f017b70a08ec24d8a56960. pdf

Li, N. , H. Mi, P. Gerland, C. Li, and L. Sun. 2018b. *Establishing a Developing Countries Mortality Database （DCMD）on the Empirical Basis of Child, Adult, and Old-Age Mortality.* http://www. lifetables. org/upload/20180119/ea7050ca6d13402b08085ecfc35f3a68. pdf

Li, S. , F. Sun. 2003. "Mortality Analysis of China's 2000 Population Census Data: A Preliminary Examination." *The China Review* 3 （2）: 31 – 48.

Li, T. , C. Y. Yang, and J. J. Anderson. 2013. "Mortality Increase in Late-Middle and Early-Old Age: Heterogeneity in Death Processes as a New Explanation." *Demography* 50 （5）: 1563 – 1591.

Lo, E. , D. Vatnik, A. Benedetti, and R. Bourbeau. 2016. "Variance

Models of the Last Age Interval and Their Impact on Life Expectancy at Subnational Scales. " *Demographic Research* 35 (15): 399 - 454.

Makeham, W. M. 1860. "On the Law of Mortality and the Construction of Annuity Tables. " *Journal of the Institute of Actuaries* 8 (6): 301 - 310.

Oeppen, J. , J. Vaupel. 2002. "Broken Limits to Life Expectancy. " *Science* 296 (5570): 1029 - 1031.

Pedersen, J. , J. Liu 2012. "Child Mortality Estimation: Appropriate Time Periods for Child Mortality Estimates from Full Birth Histories. " *PLOS Medicine* 9 (8): e1001289.

Perks, W. 1932. "On Some Experiments in the Graduation of Mortality Statistics. " *Journal of the Institute of Actuaries* 63 (1): 12 - 57.

Pollard, J. H. 1982. "The Expectation of Life and Its Relationship to Mortality. " *Journal of the Institute of Actuaries* 109 (2): 225 - 240.

Pollard, J. H. 1988. "On the Decomposition of Changes in Expectation of Life and Differentials in Life Expectancy. " *Demography* 25 (2): 265 - 276.

Preston, S. 1975. "Changing Relation between Mortality and Level of Economic Development. " *Population Studies* 29 (2): 231 - 248.

Preston S. , A. J. Coale, J. Trussell, and M. Weinstein. 1980. "Estimating the Completeness of Reporting of Adult Deaths in Populations that are Approximately Stable. " *Population Index* 46 (2): 179 - 202.

Preston, S. , K. Hill. 1980. "Estimating the Completeness of Death Registration. " *Population Studies* 34 (2): 349 - 366.

Preston, S. H. , I. T. Elo, and Q. Stewart. 1999. "Effects of Age Misreporting on Mortality Estimates at Older Ages. " *Population Studies* 53 (2): 165 - 177.

Scherbov, S. , D. Ediev. 2012. "Significance of Life Table Estimates for Small Populations: Simulation-Based Study of Standard Errors. " *Demographic Research* 24 (2): 527 - 550.

Siler, W. 1979. "A Competing-Risk Model for Animal Mortality. " *Ecology* 60 (4): 750 – 757.

Thatcher, A. R. , V. Kannisto, and J. W. Vaupel. 1998. *The Force of Mortality at Ages* 80 *to* 120. Odense: Odense University Press.

Thatcher, A. R. 1999. "The Long-Term Pattern of Adult Mortality and the Highest Attained Age. " *Journal of the Royal Statistical Society: Series A (Statistics in Society)* 162 (1): 5 – 43.

Toson, B. , A. Baker. 2003. *Life Expectancy at Birth: Methodological Options for Small Populations.* Office for National Statistics. https://www. researchgate. net/publication/241469911_ Life_ expectancy_ at _ birth_ methodological_ options_ for_ small_ populations

United Nations. 1982. *Model Life Tables for Developing Countries.* ST/ESA/ SER. A/77, Sales No. E. 81. XIII. 7, New York. https://www. un. org/en/development/desa/population/publications/manual/model/life – tables. asp

United Nations. 2005. *World Population Prospects: The* 2004 *Revision.* New York: United Nations. https://www. un. org/development/desa/ pd/sites/www. un. org. development. desa. pd/files/files/documents/ 2020/Jan/un_2004_world_population_prospects – 2004_revision_volume – iii. pdf

UN Inter-agency Group for Child Mortality Estimation. 2012. *Levels & Trends in Child Mortality.* New York. https: //childmortality. org/resources

Vaupel, J. W. , K. G. Manton, and E. Stallard. 1979. "The Impact of Heterogeneity in Individual Frailty on the Dynamics of Mortality. " *Demography* 16 (3): 439 – 454.

Vaupel, J. W. 1986. "How Change in Age-Specific Mortality Affects Life Expectancy. " *Population Studies* 40 (1): 147 – 157.

Vaupel, J. W. , V. Canudas-Romo. 2003. "Decomposing Change in Life Expectancy: A Bouquet of Formulas in Honor of Nathan Keyfitz's 90th Birthday. " *Demography* 40 (2): 201 – 216.

Ver Hoef, J. M. 2012. "Who Invented the Delta Method?" *The American Statistician* 66 (2): 124 – 127.

Walfish, D. 2001. "China's Census: National Count Reveals Major Societal Changes. " *Science* 292 (5523): 1823.

Wang, H. , L. Dwyer-Lindgren, K. T. Lofgren, et al. 2012. "Age Specific and Sex Specific Mortality in 187 Countries, 1970 – 2010: A Systematic Analysis for the Global Burden of Disease Study 2010. " *Lancet* 380 (9859): 2071 – 2094.

Watts, K. A. , D. J. Dupuis, and B. L. Jones. 2006. "An Extreme Value Analysis of Advanced Age Mortality Data. " *North American Actuarial Journal* 10 (4): 162 – 178.

Weibull, W. , S. Sweden. 1951. "A Statistical Distribution Function of Wide Applicability. " *Journal of Applied Mechanics* 18 (3): 293 – 297.

Wilmoth, J. , S. Zureick, V. Canudas-Romo, M. Inoue, and C. Sawyer. 2012. "A Flexible Two-Dimensional Mortality Model for Use in Indirect Estimation. " *Population Studies* 66 (1): 1 – 28.

Zeng, Y. , J. W. Vaupel. 2003. "Oldest-old Mortality in China" . *Demographic Research* 8: 215 – 244.

图书在版编目（CIP）数据

人口死亡水平研究 / 姜全保等著． —— 北京：社会
科学文献出版社，2022.6
（西安交通大学人口与发展研究所·学术文库）
ISBN 978 - 7 - 5228 - 0174 - 2

Ⅰ．①人…　Ⅱ．①姜…　Ⅲ．①死亡 - 人口调查 - 调查
研究 - 中国　Ⅳ．①R195.3

中国版本图书馆 CIP 数据核字（2022）第 090361 号

西安交通大学人口与发展研究所·学术文库
人口死亡水平研究

著　　者／姜全保　梅　丽　王丽娜　刘雪昭

出 版 人／王利民
组稿编辑／周　丽
责任编辑／王玉山
责任印制／王京美

出　　版／社会科学文献出版社·城市和绿色发展分社（010）59367143
　　　　　　地址：北京市北三环中路甲 29 号院华龙大厦　邮编：100029
　　　　　　网址：www.ssap.com.cn
发　　行／社会科学文献出版社（010）59367028
印　　装／三河市东方印刷有限公司

规　　格／开　本：787mm × 1092mm　1/16
　　　　　　印　张：11　字　数：159 千字
版　　次／2022 年 6 月第 1 版　2022 年 6 月第 1 次印刷
书　　号／ISBN 978 - 7 - 5228 - 0174 - 2
定　　价／98.00 元

读者服务电话：4008918866